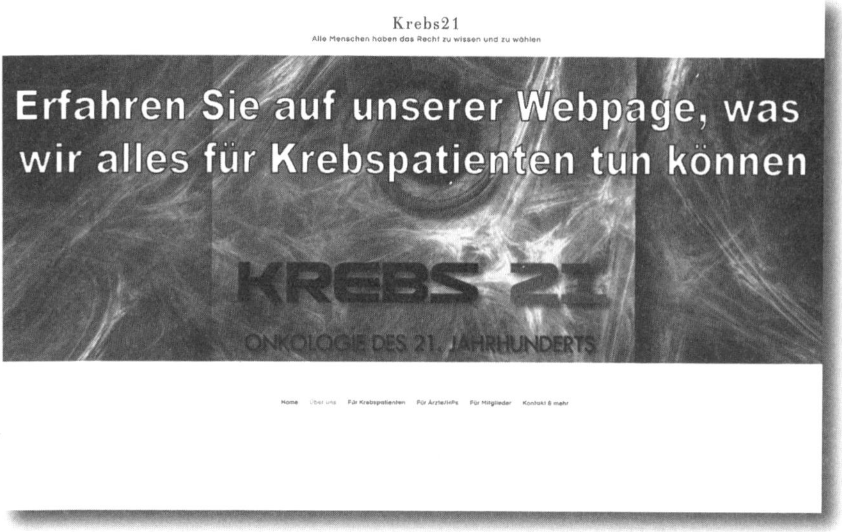

www.krebs21.de

Krebs ist heilbar. Immer wieder erleben wir bei Krebs 21, dass auch Menschen in einem so genannten finalen Stadium ihren Krebs besiegen. Werden Sie deshalb aktiv und finden Sie heraus, was Sie noch heute für Ihren Krebs tun können. Übernehmen Sie die Verantwortung für Ihre Erkrankung. Wir versprechen Ihnen, alles zu tun, um Sie auf diesem Weg so gut wie möglich zu unterstützen.

Mehr Infos:

Krebs21 e.V. * PF 1205 * 71386 Kernen
Tel: 07151-910217 * Fax: 07151-910218
e-Mail: info@krebs21.de * www.krebs21.de

IMPRESSUM

Ein medizinischer INSIDER packt aus

Ein Dokumentarroman

Herausgeber:
SENSEI Verlag, Siemensstraße 32
71394 Kernen.

Autor:
Pseudonym: Prof. Dr. Peter Yoda

 Eine Haftung des Verlags, des Vertriebs und der Autoren für Personen-, Sach- und Vermögensschäden ist ausgeschlossen. Dieses Buch ist ein Dokumentarroman und kein medizinisches Sachbuch. Besprechen Sie deshalb grundsätzlich therapeutische Maßnahmen mit Ihrem Arzt oder Heilpraktiker.

ISBN 978-3-932576-72-0

1. Auflage Mai 2007

25. Auflage Juli 2024

Inhalt

Vorwort

Sie kennen sicherlich auch den Satz, dass es im Leben keine Zufälle gibt. Es ist ganz bestimmt kein Zufall, dass Sie dieses Buch lesen. Genauso war es auch für mich kein Zufall, dass sich die Lebenswege von Peter Yoda und mir kreuzten. Ich bin sehr dankbar hierfür und hatte das große Glück, sehr viel von ihm lernen zu dürfen.

Als ich sein Manuskript zu diesem Buch zum ersten Mal las, war ich nicht gerade geschockt, weil ich ja vieles in seinem Buch selbst miterlebt habe. Andererseits war mir sofort klar, dass ein Verlag unmöglich das gesamte Manuskript veröffentlichen kann, denn manche Vorkommnisse sind allein schon politisch gesehen viel zu „delikat". So begann ich seiner Bitte nachzukommen und zuerst einmal auszusortieren, was Lesern, Staatsanwälten und Politikern zumutbar ist und vor allem - was nicht. Erst danach sagte ich Peter zu, dass es mir eine große Ehre wäre ein Vorwort zu schreiben. Relativ schnell einigten wir uns dann darauf, das Buch in der Form wie es heute vorliegt zu veröffentlichen und ich denke, es enthält immer noch genügend wirklich brisantes Material, an dem die meisten Leser sicherlich viel zu knabbern haben.

Ich musste in den letzen Jahren schon einiges lernen. Wie Menschen für Geld und Egobefriedigung über Leichen gehen. Wie Ärzte und Patienten täglich belogen werden. Wie Kirchen sich heraushalten, anstatt sich einzumischen und vor allem, wie wenig doch der Einzelne in unserer Gesellschaft wirklich wert ist. Peter Yoda gibt dem Leser in diesem Buch das

Handwerkszeug mit, die um ihn existierenden Systeme selbst zu erkennen und ihnen zukünftig zumindest nicht mehr komplett ausgeliefert zu sein.

Doch all das ist nur die eine Seite der Medaille. Dieses Buch lässt Sie nicht nur mit all den negativen Aufklärungen alleine sitzen, sondern erklärt Ihnen auch wie Sie es erreichen können, Ihre persönliche Insel des Glücks zu kreieren. Es ist sicherlich sehr viel einfacher im Leben, wenn man die Dinge, die Peter in diesem Buch anspricht, nicht kennt. Andererseits kann sich unsere gesamte Gesellschaft nur dann wirklich zum Besseren hin öffnen, wenn wir all die täglichen Lügen kennen bzw. jeden Tag aufs Neue erkennen. Ich hoffe für Sie und für die Menschheit, dass sich Peters Ausstieg aus unserem geliebten Club lohnt und dass Sie nach dem Lesen dieses Buches die notwendigen Schritte einleiten werden, um Ihr Leben glücklich zu gestalten, ohne dass andere darunter leiden müssen.

Vieles, was Sie gleich lesen dürfen, wird Ihnen eher wie ein Roman und weniger wie eine Lebensdokumentation vorkommen. Die Wahrheit ist jedoch, dass das Leben viel größere „Romane" schreibt, als das, was sich Romanautoren in ihren kreativsten Gedanken auch nur annähernd einfallen lassen können. Peters und auch mein Leben verlief ganz bestimmt nicht wie das vieler anderer Menschen, die nie verstehen werden, wie bestimmte Systeme ihr Leben kontrollieren. In unzähligen Diskussionen haben Peter und ich in den letzten Jahren dieses Thema immer wieder durchgesprochen. Bis heute sind wir uns nicht sicher, ob unser beider Leben nicht erheblich schöner gewesen wäre, wenn das Schicksal uns nie zum Club gebracht hätte. Andererseits waren wir in der Lage durch unser einmaliges Wissen eine Ebene des Glückes zu erreichen, die den meisten Menschen leider verwehrt bleibt. Genauso wie Peter, genieße ich mein Leben jeden Tag in vollen Zügen und im vollen Bewusstsein, dass es noch heute zu Ende sein kann.

Peter nannte sein Buch im Untertitel einen „Dokumentarroman“ und ich finde, kein Wort könnte den Inhalt des Buches besser ausdrücken. Denn genau das ist es. Ein Dokument seines Lebens, ausgedrückt in Romanform um auch die Leser anzusprechen, die sonst nie Sachbücher oder Dokumentationen lesen würden.

Ich wünsche Peter einerseits, dass Millionen von Menschen sein Buch lesen um endlich zu verstehen, wie die Welt wirklich funktioniert. Andererseits verlässt mich leider das Gefühl nicht, dass die Menschheit einfach nicht in der Lage ist, zu verstehen, worum es Peter eigentlich geht. Was immer auch passieren wird, auf jeden Fall wird sich die Menschheit durch jeden Leser verändern, denn eines ist sicher, nach dem Lesen dieses Buches wird es für Sie unmöglich sein, so weiterzumachen wie bisher, denn dem Autor ist es gelungen die „Systeme“ so darzustellen, dass sie jeder verstehen wird.

Ihr Timothy Balden
Januar 2007

Einleitung

Bin ich ein Verräter? Diese Frage hat sich in den letzten Tagen mehr und mehr in meinem Gehirn festgesetzt. Obwohl ich die Erlaubnis, dieses Buch zu schreiben, von unserem Clubvorstand eingeholt habe, komme ich mir manchmal vor wie ein Verräter. Andererseits ist da dieser unglaubliche Druck in mir, Ihnen all das Erlebte der letzten Jahre mitzuteilen, damit Sie nicht das gleiche Schicksal ereilt wie die vielen kranken Menschen, die immer noch an das Gute der Medizin glauben. Sie werden diesen Satz am Anfang des Buches noch nicht verstehen, aber mir ist es trotzdem wichtig Ihnen schon jetzt mitzuteilen, dass ich es mir nicht einfach gemacht habe. Deshalb möchte ich Sie auch gleich warnen.

Sollten Sie zu der Gruppe von Menschen gehören, die ihr Leben nicht ändern wollen, dann legen Sie das Buch spätestens nach dem ersten Kapitel zur Seite und verschenken Sie es an jemanden, von dem Sie glauben, dass diese Person eine Änderung nötig hat bzw. offen für Änderungen ist. Nachdem Sie dieses Buch gelesen haben ist es nicht mehr möglich so weiterzuleben wie bisher. Vergleichen Sie es mit einer Frau die gerade erfahren hat, dass sie schwanger ist. Egal ob sie das Kind bis zur Geburt austrägt oder eine Schwangerschaftsunterbrechung vornimmt, ihr Leben wird sich auf jeden Fall durch diese Nachricht ändern. Und genau dasselbe wird Ihnen passieren. Nach dem Studium dieses Buches können Sie vielleicht eine Zeitlang das Gelesene verdrängen, doch innerhalb weniger Tage oder Wochen werden meine Worte Ihre Verdrängungsmaßnahmen beiseite schieben und Sie werden sich Ihres Tuns bewusst.

Hoffentlich werden Sie beim Lesen dieses Buches des Öfteren des Öfteren denken: „Kann das denn wirklich wahr sein?" Denn nur dann ist mir gelungen, weshalb ich dieses Buch geschrieben habe, nämlich Sie zum Nachdenken über die Welt, und über das medizinische System im Besonderen, anzuregen. Wir sind inzwischen am Ende der Sackgasse angekommen und es ist Zeit für große Veränderungen. Dieses Ihnen allen von den Politikern bekannte "hier und dort ein bisschen was ändern" reicht schon lange nicht mehr. Immer mehr Menschen sterben an Herzerkrankungen und an Krebs. Die Bevölkerungsexplosion stellt uns heute schon vor ziemlich unlösbare Probleme und von der zunehmenden Angst im Allgemeinen (Terrorismus usw.) möchte ich hier erst gar nicht anfangen zu reden.

Was wir dringend benötigen sind mutige Menschen, die bereit sind, andere Wege nicht nur zu denken, sondern auch zu gehen. Einzelne mutige Menschen haben schon immer die Welt positiv verändert. Doch in einer Umgebung, in der die Angst, anstatt die Liebe, das dominierende Gefühl ist, muss man diese mutigen Menschen mit der Lupe suchen. Es scheint fast der Fall zu sein, dass die Mutigen ein Opfer der Zivilisation geworden sind.

Doch ich glaube an SIE. Ich glaube daran, dass es kein Zufall ist, dass ausgerechnet Sie mein Buch in den Händen halten und dass unter meinen Lesern nicht nur ein Mutiger, sondern gleich Tausende mutiger Menschen sind und bereit dazu, Verantwortung für sich und zukünftige Generationen zu übernehmen. Enttäuschen Sie mich nicht, stehen Sie auf und haben Sie, genauso wie ich, den Mut alles hinter sich zu lassen im Interesse von Milliarden von Menschen auf diesem Planeten – und wer weiß, vielleicht sogar darüber hinaus. Ich vertraue Ihnen und bin mir ganz sicher, wenn Sie die in diesem Buch beschriebenen Systeme einmal verstanden haben, dann wird es für Sie sowieso kein Zurück in Ihren normalen Alltag geben – und Sie werden es auch nicht mehr wollen!

Während ich hier in Tsim Sha Tsui auf das Leben der Nathan Road schaue, denken sich andere Personen neue Systeme aus, um uns alle „schön in der Spur zu halten", wie es mein Freund Timothy immer so nett ausdrückt. Dank dieses Buches haben Sie jetzt jedoch die Chance selbst zu entscheiden, ob Sie in Ihrer Spur bleiben möchten oder sich auf den Weg machen in ein neues und glücklicheres Leben

Ihr Peter Yoda
Hongkong, im Februar 2007

Zu meiner Person

Mein Name in diesem Buch ist Prof. Dr. Peter Yoda. Der Professor und der Doktortitel sind echt, und wenn ich bedenke, unter welch schwierigen Lebensumständen ich vor allem mein Studium absolvierte, darf ich auch zu Recht stolz auf beide Titel sein. Mein Name ist es nicht, und wenn ich es mir recht überlege, ist er auch nicht so wichtig, sondern das, was ich Ihnen zu sagen habe. Ebenso sind alle Namen (1) meiner Clubmitglieder und einige Ortsangaben zu deren Schutz geändert, nicht jedoch deren Berufe bzw. deren Aussagen. Alle weiteren Aussagen und Angaben in diesem Buch sind wahr und geben in kurzen Worten wieder, was ich im Club erfahren habe.

Ein bisschen geht es mir außerdem darum, dass Sie und meine Clubmitglieder mein Handeln besser verstehen. Dieses Handeln in Form weniger Zeilen auf ein paar Seiten Papier gedruckt, das manche vielleicht als Verrat am Club bezeichnen werden. Ich bin mir jedoch sicher, dass ich durch dieses Handeln dazu beitragen werde, dass in diesem noch so jungen Jahrtausend weniger Menschen an chronischen Krankheiten sterben müssen, nur weil man ihnen nicht erzählt hat, dass Geld und Machtgier weitaus alltäglicher sind, als wir es uns selbst in unseren schlimmsten Albträumen vorstellen können.

(1) *Schräg gestellte Namen sind real existierend. Alle anderen Namen sind zum Schutz der Personen geändert worden.*

Der Tag, der mein Leben veränderte

Es war der 18. Dezember 1980, ein Donnerstag. Ich saß mit meiner Frau in unserer Küche und wir überlegten während des Frühstücks, was wir am letzten langen Samstag vor Weihnachten noch für unsere Eltern einkaufen sollten. Ich kann mich noch genau daran erinnern, dass wir abends mit Freunden ins Kino wollten und wir uns deshalb um 19:00 Uhr direkt vor der Klinik, in der ich arbeitete, verabredeten. Ich gab meiner Frau wie jeden Morgen noch einen Kuss und machte mich auf den Weg in die Klinik. Dort sprach mich sofort unsere Oberin an, ich solle ja nicht vergessen, dass ich mich ebenfalls heute röntgen lassen müsse, da es auf meiner Station einen Fall mit Tuberkulose gab. Ich versprach ihr dies und begab mich direkt in mein Büro, wo meine Sekretärin schon leicht ungeduldig auf mich wartete. Während ich jetzt gerade durch meinen Lieblingswald gehe, mit dem Diktiergerät in der Hand, fällt mir auf, dass ich mich sogar noch genau daran erinnern kann, dass meine Sekretärin an diesem Tag so ungeduldig auf mich wartete, weil sie nachmittags als Trauzeugin ihrer Schwester aufs Standesamt musste.

Ist es nicht phänomenal, wie man sich nach mehr als 20 Jahren noch an solche Kleinigkeiten erinnern kann? Der Tag verlief ohne besondere Vorkommnisse, bis meine Sekretärin kurz vor dem Mittagessen das Büro verließ und mich daran erinnerte, dass ich mich noch röntgen lassen müsse. Da ich nur selten in die Kantine ging, dachte ich mir, dass es am besten wäre, über die Mittagszeit in die Radiologie zu gehen.

Die Röntgenassistentin begrüßte mich aufs Herzlichste und fragte mich, ob ich die Röntgenbilder gleich mitnehmen wolle. Ich bejahte die Frage und ließ die Röntgenprozedur über mich ergehen. Während ich mich in der Kabine wieder anzog, passierte etwas, was ich niemals wieder vergessen werde. Ich knöpfte gerade mein Hemd zu, als die Assistentin auf einmal aufhörte, ein Lied zu pfeifen, das ich nicht kannte. Mir lief ein kalter Schauer über den Rücken und ein Gedanke ließ mich nicht mehr los: Sie hat mein Röntgenbild gesehen und irgendetwas stimmt nicht. Ich versuchte mich daran zu erinnern, wie oft ich Kontakt mit dem Patienten mit der offenen Tuberkulose gahebt hatte. Sofort reagierte jedoch meine Großhirnrinde und beruhigte mich, dass in so kurzer Zeit die Chance, auf einem Röntgenbild etwas sehen zu können, sowieso sehr gering ist. Als ich jedoch das Gesicht der Assistentin sah, war mir sofort klar, dass etwas nicht stimmen konnte. Sie gab mir die Bilder in die Hand und sagte nur: „Schauen Sie selbst".

Ich konnte es nicht glauben, der Schatten auf meiner rechten Lungenhälfte war deutlich zu sehen. Bis hierher kann ich mich gut erinnern, alles was danach geschah, bis ich zu Hause war, ist nur noch schemenhaft in meiner Erinnerung. Ich kann mich noch erinnern, dass ich die Assistentin um absolutes Stillschweigen bat und meinem Oberarzt mitteilte, dass ich wegen einer privaten Angelegenheit die Klinik früher verlassen müsse. Die Wahrheit war, dass ich auf direktem Weg zu einem bekannten Radiologen fuhr. Ich kannte ihn von verschiedenen Kongressen. Er war mir zwar nicht besonders sympathisch, aber ich wusste, dass er, wenn es um genaue Diagnosen ging, der richtige Ansprechpartner war. Außerdem wollte ich nicht, dass sonst noch jemand in meiner Klinik die Bilder sah. Ohne mich bei ihm anzumelden, platzte ich in sein Vorzimmer, stellte mich seiner Sekretärin vor, und bat sie, ihn im Hause zu suchen. Noch während sie auf verschiedenen Stationen herumtelefonierte, kam er sichtlich gutgelaunt in sein Büro, wo er mich fast wie einen alten Freund begrüßte. Ich erklärte ihm unverzüglich mein Problem, und er schaute sich meine Bilder schweigend sehr genau an. Mir kam diese Minute wie eine Stunde vor, ich wagte jedoch zuerst nicht, ihn in seiner Konzentration zu stören. Doch dann hielt ich es nicht mehr aus. „Ist es das was ich vermute?“

„Sie wissen genauso gut wie ich, dass man durch das Sichten von Schatten keine genaue Diagnose stellen kann, ist es jedoch das, was ich vermute, dann haben Sie ein ernsthaftes Problem, genauer gesagt einen Tumor, der mindestens 7-8 cm groß ist und damit begonnen hat sich auszubreiten.”

Nachdem ich den ersten Schock etwas verdaut hatte, fragte ich ihn nach Therapiemöglichkeiten, falls es sich bestätigen würde, dass es sich um einen malignen Tumor handelte. Er erzählte mir etwas von neuen Behandlungsmöglichkeiten und dass wir zuerst einmal wissen müssen, ob es ein „Kleinzeller“ bzw. ein „Nicht-Kleinzeller“ wäre, um beurteilen zu können, wie erfolgreich welche Chemotherapie sein würde. Es war das erste Mal, dass es mich gestört hat, dass ein Arzt das Wort „wir“ benützte, obwohl es doch einzig und allein um mich ging. Es war übrigens auch der letzte Tag in meinem Leben, an dem ich das Wort „wir“ benützte, obwohl es um mein Gegenüber ging. Obwohl sein Tagesablauf sicherlich bis zur letzten Minute ausgebucht war, machte er trotzdem sofort eine Bronchoskopie mit Biopsie und erklärte dem Pathologen die Notwendigkeit einer sofortigen Untersuchung. Kurze Zeit später unterrichtete er uns telefonisch die Diagnose: Nicht-Kleinzelliges Bronchialkarzinom.

Auf dem Weg nach Hause überlegte ich mir nur eine Frage: „Was sage ich meiner Frau?“ Einerseits wusste ich, dass es besser wäre, die Behandlungsmöglichkeiten noch genauer abzuklären, bevor sich meine Frau Sorgen machen muss, anderseits war mir klar, dass meine Frau mich viel zu gut kannte, als dass ich ihr etwas vorspielen könnte. Noch bevor ich eine bewusste Entscheidung treffen konnte, war ich schon zu Hause. Jill, meine Ehefrau, war gerade im Schlafzimmer, um sich zu überlegen, was sie heute Abend anziehen soll. Noch bevor ich etwas sagen konnte, sah sie mich an und sagte: „Du siehst nicht gut aus, was ist los?” In wenigen Worten schilderte ich ihr mein Trauma, und wir saßen, jeder mit einer Tasse Kaffee in der Hand, in unserem Esszimmer am Tisch und überlegten die nächsten Schritte. Plötzlich stand meine Frau auf und griff zum Telefonhörer: „Ich rufe Karl an, denn wir benötigen jetzt einen Menschen um uns herum, der klar und logisch denken kann. Er soll herkommen und gemeinsam mit uns überlegen, was wir tun können.“ Sie sagte diese Worte so bestimmend, dass es mir erst gar nicht in den Sinn kam, ihr diesen Anruf auszureden, obwohl ich in diesem Moment eigentlich am liebsten nur mit Jill über alles geredet hätte.

Karl ist seit meiner Jugend unser bester Freund. Auch wenn wir uns während unseres Studiums etwas aus den Augen verloren hatten, waren wir heute unzertrennliche Freunde und teilten seit Jahren Freud und Leid miteinander. Karl ist Physiker an der Universität und ein brillanter Logiker. Seine

Frau Marion ist Juristin und arbeitet seit Jahren in einer der größten Anwaltskanzleien unserer Stadt. Es verging nicht einmal eine halbe Stunde, bis Karl in unserer Küche erschien und sich meine klagenden Worte anhörte, während Jill unseren anderen Freunden, unter Vorspiegelung einer Notlüge, den Kinobesuch absagte. Jill und ich erwarteten jetzt eigentlich von Karl, dass er wie sonst auch, logisch analytisch mit uns einen Prozess besprechen würde, in dem es darum ging, welche Diagnostik ich noch machen bzw. welche Ärzte ich aufsuchen sollte. Stattdessen stand er auf und sagte, dass er kurz telefonieren müsse. Das Telefongespräch dauerte nur wenige Sekunden.

Er kam zurück und bat uns beide, ihm jetzt 15 Minuten ganz genau zuzuhören und ihn nicht zu unterbrechen. Etwas erstaunt bejahten wir und hörten seine Worte an: „Wie ihr wisst, gehe ich einmal in der Woche in unseren Wissenschaftsclub. Ich werde euch jetzt etwas verraten, weil ich weiß, dass ihr dieses Wissen niemals missbrauchen werdet. Dieser Club ist gar kein Wissenschaftsclub, sondern ein geheimer Bund von Menschen, denen es wichtig ist, dass bestehendes Wissen nicht verloren geht und dieses Wissen der Menschheit nutzbringend zur Verfügung gestellt wird. Jedes Mitglied kann während seines Lebens nur ein weiteres Mitglied zur Aufnahme empfehlen und gerade das habe ich vor wenigen Minuten mit meinem Telefonanruf getan. Ich habe den Vorsitzenden angerufen und für übermorgen einen Termin für ein Aufnahmegespräch vereinbart. Wir werden Samstag morgen um neun Uhr hingehen. Peter, versuche bitte für einen Moment offen zu sein und mir einfach zuzuhören, obwohl das meiste von dem was ich dir jetzt erzählen werde, so unglaublich klingt, dass es euch beiden vielleicht total verrückt vorkommen wird. Andererseits wisst ihr genau, dass ich ein sehr logisch denkender Mensch bin und kein Phantast. Vor ziemlich genau 5 Jahren schlug mich mein Doktorvater Prof. Hammlich als Mitglied vor. Ich sehe dies immer noch als eine himmlische Fügung an, denn, wie ihr wisst, starb er nur wenige Tage später bei einem Autounfall. Ihm habe ich alles zu verdanken, was ich heute weiß bzw. wen ich heute kenne, natürlich mit euch als berühmte Ausnahme. Ich werde nie meinen ersten Tag mit Paul Berger vergessen, den du am Samstag kennen lernen wirst. Er ist der intelligenteste Mensch den ich kenne.“

Jetzt hielt ich es nicht mehr aus: „Karl, wovon redest du denn da. Ich habe unheilbaren Lungenkrebs und du erzählst mir etwas von einem Geheimbund. Ich möchte von dir eigentlich wissen, was du an an meiner Stelle tun würdest und keine Geschichten über irgendwelche Seilschaften oder Logen hören.“ Paul blieb ganz ruhig: „Ich verstehe sehr gut, dass du nicht in der besten psychischen Verfassung bist, nach dem was du heute hören musstest. Aber glaube mir bitte, die Lösung für dein Problem liegt darin, dass du Mitglied in unserem Club wirst. Bitte Peter, höre mir nur noch 5 Minuten in Ruhe zu und ich verspreche dir, dass ich danach alle Fragen beantworten werde. Ich verstehe genau was du denkst, mir erging es am Anfang genauso. Nein, ich glaube sogar noch intensiver als du, denn als Physiker bin ich es gewohnt, sehr analytisch zu denken, und diese ganze Geheimniskrämerei ging mir total gegen den Strich. Wäre es nicht Prof. Hammlich gewesen, der dazu ermahnte, das Ganze offen anzugehen, ich wäre niemals in diesen Club mitgegangen. Spätestens als Paul Berger damit begann, mir philosophische Fragen zu stellen über das Leben im Allgemeinen und das Gute im Menschen im Speziellen, wollte ich nur noch nach Hause. Erst viele Wochen später verstand ich dann, warum Prof. Hammlich gerade mich ausgesucht hatte, und heute bin ich sehr froh darüber, dass ich damals meinen Stolz vergaß. Du wirst dich jetzt sicherlich fragen, was wir eigentlich im Club machen, wenn wir doch gar keine wissenschaftliche Vereinigung sind, wie wir immer nach außen hin behaupten. Da du noch kein Mitglied bist, kann ich dir logischerweise nur einzelne Puzzleteile des ganzen Bildes erzählen, aber ich hoffe es reicht aus, um dich davon zu überzeugen, übermorgen mit mir zu Paul Berger zu gehen. Unsere Hauptaufgabe ist, alle Menschen dazu zu bringen, sich selbst zu helfen und wissenschaftliche Beweise dafür zu sammeln, dass dies auch möglich ist. Mit Selbsthilfe meinen wir eigentlich das Wort Selbstheilung und zwar im physischen, psychischen und spirituellen Bereich."

Jetzt brach es erneut aus mir heraus: „Karl, was ist denn mit dir los. Du bist doch Wissenschaftler und sprichst sonst so wenig von spirituellen Dingen. Aber auch auf die Gefahr hin, dass ich mich wiederhole. Was zum Teufel noch mal hat das Ganze mit meiner Krankheit zu tun?"

Wie immer blieb Karl gelassen und begann im gleichen warmen Ton weiterzureden. „Ich möchte es mal kurz auf einen Nenner bringen. Ich kenne Menschen, die in der Lage sind dich zu heilen, selbst wenn du Lungenkrebs hast. Glaubt mir bitte, Peter und Jill, ich habe es selbst schon mehrmals erlebt." Während ich langsam aber sicher am Verstand meines Freundes zu zweifeln begann, ergriff Jill das Wort: „Karl, du bist seit vielen Jahren unser bester Freund, und du hast uns noch nie belogen. Deshalb glaube ich dir. Kannst du mir jedoch verraten, warum du uns niemals etwas von all diesen Menschen erzählt hast?“ Jetzt verstand ich nicht einmal mehr meine Frau. Hatte sie gerade gesagt, dass sie Karl jedes Wort glauben würde? Während ich noch in Gedanken versuchte herauszufinden, was meine Frau zu diesem Satz veranlasst hatte, antwortete Karl schon: „Ganz einfach, weil es oberste Regel unseres Clubs ist, alles was im Club besprochen oder gesehen wird, nicht nach außen zu tragen. Und hättest du übermorgen nicht die Chance ebenfalls Mitglied zu werden, dann hätte ich auch heute nichts gesagt. Aber glaube mir bitte, Peter, du wirst nicht an einem Tumor sterben müssen!“

Den Rest des Abends versuchten dann Jill und ich noch mehr über diesen geheimnisvollen Club herauszufinden, aber Karl blieb stur und teilte uns nur noch Fragmente der erwähnten Geschichten mit. Soweit ich mich richtig erinnern kann, schlief ich in dieser Nacht keine Minute und ich weiß auch nicht mehr ob es an meiner Diagnose lag oder an Karls verrückten Geschichten.

Am nächsten Tag ging ich noch einmal zurück in mein Büro, setzte mich an meinen großen Schreibtisch und versammelte alle onkologischen Bücher um mich herum, die ich in meinem Büro finden konnte. Es waren gerade mal sechs Stück. Besonders viel fand ich auch nicht darin, außer dass ich wohl innerhalb von 8-16 Monaten sterben würde, zumindest wenn ich zum statistischen Mittelmaß zählte. Selbst mit der besten Therapie schienen meine Tage gezählt zu sein, lag die Fünfjahres-Überlebensrate doch gerade mal bei wenigen Prozenten. Warum gerade ich? Ausgerechnet ich, der niemals rauchte und immer ein Verfechter des Nichtrauchens gewesen war, bekomme Lungenkrebs. Ich konnte schon meine rauchenden Kollegen hören, so im Sinne von: Das hat er jetzt davon, dass er immer so gesund gelebt und niemals geraucht und wenig Alkohol getrunken hat. Im gleichen Moment hörte ich mich jedoch sagen, dass ich mit dieser Art des Selbstmitleides aufhören sollte, stellte die Bücher ins Regal zurück und fuhr nach Hause zu Jill. Sie schaute mich nur an und umarmte mich minutenlang. Eigentlich hatte ich mir vorgenommen mit Jill darüber zu sprechen, wie wir uns die letzten Monate meines Lebens so angenehm wie möglich machen können.

Zu Hause war ich dann jedoch nicht mehr in der Lage an irgend etwas Angenehmes zu denken und genoss es nur noch, dass Jill sich an mich lehnte und wir gemeinsam die Stille ertrugen. Während wir so gemeinsam auf dem Sofa saßen, wurde mir klar, wie schön es ist, mit einer Frau wie Jill zusammenleben zu dürfen. Ich glaube, sie kennt mich manchmal besser als ich mich selbst. Ich liebe sie auch heute noch mehr als alles andere im Leben, mein eigenes eingeschlossen. Später lagen wir eng aneinander gekuschelt im Bett, und mir gingen immer und immer wieder Karls Worte durch den Kopf: „Ich kenne Menschen, die in der Lage sind dich zu heilen, selbst wenn du Lungenkrebs hast. Glaubt mir bitte, Peter und Jill, ich habe es selbst schon mehrmals erlebt.“

Karl holte mich pünktlich am Samstag um 8.30 Uhr ab und wir fuhren zum Club, der in einer herrlichen und sehr großen Jugendstil-Villa im vornehmsten Wohngebiet unserer Stadt liegt. Karl stellte mir Paul Berger, Paul Morgenstern und Hermann Städtler vor. Die beiden letztgenannten sprachen während der nächsten Stunden nur wenige Sätze und irgendwie kam ich mir permanent vor, wie vor Gericht. Der Richter fragt und die Schöffen hören zu. Paul war damals Anfang 70, und man merkte sofort, dass er sehr gebildet war, außergewöhnlich gute Umgangsformen hatte und sich in vielen Stunden mit Philosophie beschäftigt hatte. Doch erst als er sich mit mir über Lungenkrebs unterhielt und mir nach wenigen Sätzen auffiel, wie gut er sich auf medizinischen Gebieten auskannte, war das Eis bei mir gebrochen. Es gelang ihm sogar mich zum Lachen zu bringen und innerhalb kürzester Zeit unterhielten wir uns über Gott und die Welt, wie man so schön sagt. Für eine kleine Weile vergaß ich sogar, warum ich eigentlich in den Club gekommen war.

Plötzlich stand Paul auf und sagte, dass er uns jetzt verlassen müsse, weil er zum Mittagessen verabredet sei und verabschiedete sich von mir und Karl. Auch die beiden „Schöffen" verließen den Club, und so saßen wir dann, für mich total überraschend, alleine im Club. Mir fiel nichts besseres ein als: „Und jetzt?" Karl erwiderte jedoch nur, dass er jetzt auch Hunger habe und dass es für uns etwas im Club gebe. Karl führte mich in ein anderes Zimmer und ich glaubte meinen Augen nicht zu trauen. Es war ein sehr großes Zimmer mit einem unendlich lang aussehenden Tisch. Die Stühle hatten hohe Lehnen und irgendwie erinnerte mich der Raum an ein Zimmer, das ich einst in einem französischen Schloss gesehen hatte. Karl ging zielstrebig auf einen Stuhl in der Mitte des Tisches zu und gab mir ein Zeichen, mich doch auf der anderen Seite des Tisches niederzulassen. Während uns ein Mahl serviert wurde, sprachen wir nur wenige Worte. Ich war immer noch damit beschäftigt, alle Eindrücke des Vormittags in meinem Kopf zu ordnen. Während wir den

Nachtisch zu uns nahmen, kamen Paul Morgenstern und Hermann Städtler zurück. Sie kamen beide direkt auf mich zu, gaben mir die Hand und begrüßten mich höflichst als neues Mitglied im Club. Genau so schnell wie sie herein gekommen waren, verschwanden sie auch wieder. Wir verließen den Club und fuhren zurück zu Jill. Karl erklärte mir unterwegs, dass es wichtig sei, dass Jill ebenfalls hört, wie es jetzt weitergehen wird. Ich hatte tausend Fragen auf den Lippen, hielt mich jedoch zurück, da ich selbst wollte, dass Jill alle Antworten von Karl hörte.

Jill stand schon am Eingang unseres Hauses und konnte es kaum erwarten, von mir zu hören, was ich erlebt hatte. Wir setzten uns alle ins Wohnzimmer und hörten Karls Worten zu. „Ab heute bist du Mitglied des Clubs, genauer gesagt hast du ein Jahr Probestatus, d.h. du darfst mit allen Mitgliedern sprechen und bei fast allen Diskussionen teilnehmen, jedoch nicht abstimmen. Nach einem Jahr bist du dann Vollmitglied mit allen Privilegien und Pflichten. Zuvor musst du mir jedoch versprechen dich an folgende 3 Regeln zu halten. Erstens, alles was du im Club hörst oder siehst, bleibt im Club, das schließt auch Jill ein. Zweitens, alles Wissen wird nur eingesetzt, um anderen Personen zu helfen und nicht um sich selbst zu bereichern. Oberstes Gesetz ist hierbei, dass du dein neues Wissen nur dazu benützt, um Situationen zu erzeugen, welche dir und der Menschheit helfen. Und drittens, du kannst nur ein weiteres Mitglied empfehlen, das sich, genauso wie du, einem dreiköpfigen Gremium vorstellen muss. Überlege dir also sehr genau, wen du eines Tages empfehlen wirst."

Für einen kurzen Moment herrschte absolutes Schweigen im Raum, dann brachen meine Worte über Karl herein wie ein

Sturm. „Karl, du machst mich wahnsinnig. Seit gestern Abend höre ich dir zu, wie du mir von Geheimbünden und magischen Menschen erzählst. Ich gehe mit dir in einen Club, von dem ich bis jetzt nicht weiß, was die Mitglieder da eigentlich tun und ich bin mir langsam nicht mehr sicher, ob du Opfer einer Sekte geworden bist und mich jetzt ebenfalls in etwas hineinziehen willst anstatt mir zu helfen."

Jill schaute mich ängstlich an und bevor sie etwas sagen konnte, antwortete Karl schon. „Ich kann ja verstehen, dass der heutige Tag dich etwas verwirrt hat, aber ich versichere dir als Freund, dass wir nichts mit irgendeiner Sekte zu tun haben oder irgendwelche Spinner sind. Fast alle Mitglieder sind Wissenschaftler und wir bewegen uns weit weg von irgendeiner unlogischen Träumerei. Du hast heute drei Mitglieder kennen gelernt. Kamen sie dir etwa vor wie verwirrte Phantasten? Sicherlich nicht. Aber bevor ich jetzt mit meinen Erklärungen fortfahre, möchte ich von dir wissen, ob du mir als Freund versprichst, dass du dich an alle 3 Regeln unseres Clubs halten wirst?"

Während ich noch überlegte, was ich erwidern sollte, wandte Jill sich mir zu. „Peter, lass mich bitte auch etwas sagen. Wir kennen Karl jetzt schon seit über 20 Jahren und in dieser Zeit war er immer ehrlich. Warum zweifelst du jetzt an ihm? Bitte sei so nett und versprich ihm jetzt, dass du dich an die Regeln seines Clubs halten wirst, damit sie uns helfen werden." Ich gab Karl also dieses Versprechen, aber nur nachdem er mir versichert hatte, alle meine Fragen zu beantworten und nicht mehr in Rätseln zu sprechen. Noch heute kann ich mich an Karls Gesichtsausdruck erinnern. Er sah aus, als ob ich ihm eine große Last abgenommen hätte und begann damit, mir die Geschichte des Clubs zu erzählen. „Nachdem 1953 Watson und Crick die Doppelhelix entdeckt hatten, begann in der Medizin ein neues Zeitalter. Plötzlich glaubten selbst seriöse Wissenschaftler, dass sie sehr bald in der Lage sein würden, die meisten Krankheiten zu bezwingen und die Entstehung menschlichen Lebens zu erklären. Doch auch damals gab es schon genügend Wissenschaftler, die sich nicht blenden ließen und von vornherein sagten, dass es ja ganz gut sei, zu wissen wie Aminosäuren in Zellkernen angeordnet sind, doch daraus ableiten zu können, wie ein Vielzellerstaat, wie der Mensch, funktioniert, wäre nicht nur dumm, sondern vor allem sehr gefährlich, durch die dadurch entstehende eingeschränkte Sicht des Universums. Leider wurden diese Wissenschaftler nicht gehört und der erstgenannten Gruppe gelang es, fast alle Regierungen dieser Welt zu täuschen und den unwissenden Politikern einzureden, dass dies der Weg der Medizin und der Wissenschaft im Allgemeinen sei.

Was nicht nur Politiker nicht verstanden, ist die Tatsache, dass Medizin gar keine Wissenschaft ist. Peter, du weißt es doch am besten. Frage 3 Professoren und du erhältst 3 verschiedene Antworten. Das hat nichts mit Wissenschaft zu tun, sondern mit dem, was Medizin eigentlich ist, nämlich Empirie – die Lehre der Erfahrungen. Peter, du bist doch Professor. Tatsache ist jedoch, dass du mir weder erklären kannst, warum ich mich jeden Tag rasieren muss oder wie es möglich ist, dass ich heute noch weiß, was ich gestern gegessen habe. Tatsache ist doch, dass Ärzte zwar sehr viel über tote Materie wissen, jedoch fast gar nichts davon, wie es Milliarden von Zellen schaffen, so miteinander zu kommunizieren, dass ein System entsteht, das wir Mensch nennen. Wir behaupten zwar, dass all diese Anlagen in unseren Genen verankert sind, einen echten Beweis haben wir hierfür jedoch nicht." Wir sprachen längere Zeit darüber, wie wenig wir eigentlich über das Leben wissen und vor allem darüber, wie Leben entsteht. Wir haben zwar ein großes Wissen über funktionelle Abläufe. Doch spätestens, wenn es darum geht, im Detail zu verstehen, wie es Babys gelingt im Uterus zu überleben bzw. welche Mechanismen sich nach der Geburt einschalten, damit unsere Zellen das plötzliche Überangebot an Sauerstoff verarbeiten können, müssen wir passen. Umso wichtiger war nach Karls Meinung, dass wir wieder mehr auf das Leben schauen sollten, anstatt nur noch durch Mikroskope. Welch wichtigen Stellenwert dieser Satz in meinem Leben noch haben würde, war mir zum damaligen Zeitpunkt nicht bewusst.

Je länger ich Karl zuhörte, desto verwirrter wurde ich. Ist dies wirklich mein Freund Karl, von Beruf Physiker und zumindest wie ich ihn bisher kannte, total von seiner linken, rationalen Gehirnhälfte kontrolliert? Normalerweise liebt er es, sich in einer Diskussion in unendlichen Details zu verfangen und jetzt war es ausgerechnet er, der anfing wie Kant zu philosophieren. Ich schaute mit einem Seitenblick zu Jill und entnahm ihrem Gesichtsausdruck, dass auch sie diese Seite Karls noch nicht kannte. Im Gegensatz zu mir, saß sie jedoch entspannt in ihrem Sessel und schien Karls Worte zu genießen.

„Ich erspare euch heute die ganze Geschichte des Clubs und lasse euch nur noch wissen, dass aufgrund dieser Geschehen sich damals in Frankfurt eine Gruppe von Wissenschaftlern traf und den Club gründete. Inzwischen gibt es nicht nur in Europa mehrere Gruppen und jeder von uns bekam, nachdem er Vollmitglied wurde, eine spezifische Aufgabe zugeteilt. Meine wirst du noch kennen lernen Peter und deine wird sich noch finden. Ich möchte dir jetzt erzählen, was der Club speziell für dich tun kann, auch auf die Gefahr hin, dass ich dein Bild der modernen Medizin etwas durcheinander bringe. Auf jeden Fall bin ich in der Lage, dafür zu sorgen, dass du nicht an einem Tumor in der Lunge sterben musst, vorausgesetzt, du setzt dein neues Wissen um und bist in der Lage, dich erstens gegen hartnäckige Besserwisser, in Form einiger deiner Kollegen durchzusetzen und zweitens bist dazu bereit dein Leben so zu ändern, wie wir es dir beibringen werden."

Bei diesem Satz schaute er intensiv in Jills Augen und weder Jill noch ich ahnten, was dies bedeuten sollte. Einerseits keimte in mir so etwas wie Hoffnung auf, andererseits verstand ich immer noch nicht, worauf Karl eigentlich hinauswollte. Doch wieder einmal beantwortete Karl meine Frage, bevor ich sie gestellt hatte. „Ich kann euch heute noch nicht alles sagen, da zu viele Geheimnisse dabei sind, die ich in diesem Rahmen nicht preisgeben darf, aber so viel kann ich jetzt schon sagen, es gibt andere Wege um Krankheiten wie Krebs zu heilen. Wie, werden wir dir morgen im Club zeigen. Ich werde für morgen ein paar Mitglieder einladen, die dir sicherlich helfen können. Die Einladung gilt übrigens in diesem Falle auch für dich Jill, da du ja schließlich ebenfalls betroffen bist. In diesem speziellen Fall darf jedes Mitglied auch seinen Lebenspartner mitbringen. Ich werde euch jetzt verlassen und alles für morgen arrangieren. Jill, Peter, bitte vertraut mir, es wird alles gut werden." Wenige Sekunden später hatte Karl schon das Haus verlassen und Jill und ich diskutierten noch bis in die Nacht hinein, was wir denn da heute eigentlich erlebt hatten. Ich kann mich noch daran erinnern, dass ich in jener Nacht davon träumte, dass der Papst mich zu einer Audienz einlud. Als ich dann im Vatikan ankam, und nachdem ich die Hand des Papstes geküsst hatte, blickte ich nach oben in die Augen des Papstes und erkannte, dass es Karl war. Total aufgewühlt über diesen Traum, wachte ich auf, und es gelang mir nicht mehr einzuschlafen. Vollkommen übermüdet stand ich sehr früh auf und machte für uns Frühstück, bevor Jill und ich gemeinsam in den Club fuhren. Karl war schon da und mit ihm weitere 3 Mitglieder.

Zu meiner großen Überraschung war einer von ihnen Dr. Heinrich Kranzer, der umstrittenste Theologe unserer Stadt. Sein letztes Buch war ein absoluter Bestseller und in allen Medien wurde das Pro und Kontra seiner Thesen über eine Neuordnung, nicht nur der katholischen Kirche, diskutiert. Auch ich hatte sein Buch gelesen und in vielen Punkten sprach er mir regelrecht aus der Seele. Ich weiß nicht warum, aber es beruhigte mich ungemein, ihn zu sehen. Er verkörperte für mich einerseits eine Person, die ein sehr großes Wissen besaß und andererseits mutig genug war, diese Thesen auch der Öffentlichkeit vorzutragen. Hätte ich zum damaligen Zeitpunkt gewusst, dass er ein „Öffi" war, ich hätte es niemals geglaubt (zum besseren Verständnis: Öffi steht für Öffentlichkeitsarbeiter und sind Clubmitglieder mit der Aufgabe, das im Club erarbeitete Wissen „vorsichtig" der Allgemeinheit zugänglich zu machen). Kurz nachdem Karl uns die anderen Mitglieder vorgestellt hatte, betrat Paul Berger den Raum. Sofort waren alle anderen ruhig und man spürte seine Anwesenheit. Er hatte eine unwahrscheinliche

Ausstrahlung, der sich auch Jill nicht entziehen konnte. Nachdem er sich ihr vorgestellt hatte, bat er uns in die Bibliothek. Als er die Tür zu besagter Bibliothek öffnete, glaubte ich meinen Augen nicht zu trauen. Die Bibliothek war schätzungsweise 350 m^2 groß und in der Mitte des Raumes stand ein großer runder Tisch. Ein bisschen erinnerte mich dieser Tisch an König Arthurs Tisch, da darauf kleine Ständer mit Länderwimpeln standen, an denen Kugelschreiber hingen und wohlgeordnet Schreibpapier lag. Nachdem wir diesen atemberaubenden Raum etwas genossen hatten, setzten wir uns in eine gemütliche Sitzecke rechts vom Eingang. Diese Sitzecke sollte später einer meiner liebsten Plätze im Club werden. Sofort nachdem wir uns gesetzt hatten, ergriff Paul Berger das Wort.

„Liebe Frau Yoda“ und dann an mich wendend: „Lieber Peter. Ich freue mich sehr, Sie als neues Mitglied im Club begrüßen zu dürfen. Ihre Mitgliedschaft ist ein großer Gewinn für uns und ich bin mir sicher, dass Sie uns und der Menschheit im Allgemeinen noch viel geben werden. Der Grund für unser heutiges Treffen ist jedoch ein anderer. Wahrscheinlich kennen auch Sie den Satz: Ein hungriger Magen philosophiert nicht gerne über das Universum. Das gilt auch für Sie. Bevor Sie Ihren Lungenkrebs nicht überwunden haben, können wir ja schlecht von Ihnen verlangen, sich um die Probleme der Menschheit zu kümmern.“ Während er dies sagte, blickte er jeden einzelnen von uns an und erhielt von den meisten ein zustimmendes Kopfnicken.

Er stand langsam aus seinem Sessel auf, ging zu Hermann Städtler, stellte sich hinter dessen Sitz und legte seine rechte Hand auf dessen rechte Schulter. „Hermann haben Sie ja schon gestern kennen gelernt. Was Sie noch nicht wissen, ist, dass er mehr über Krebs weiß, als alle Onkologen zusammen, die Sie kennen. Dies mag Ihnen jetzt vielleicht etwas arrogant erscheinen, aber Hermann wird in den nächsten Wochen Ihr Mentor sein, und ich bin mir sicher, dass Sie in wenigen Wochen verstehen werden, warum ich der festen Überzeugung bin, dass es niemanden gibt, der auch nur annähernd so viel über Krebs weiß, wie Hermann. Doch jetzt habe ich genug gesprochen, sicherlich haben Sie beide sehr viele Fragen an uns, und wir sind heute hier, um diese zu beantworten.“ Noch bevor ich in der Lage war meine erste Frage zu formulieren, preschte Jill vor. „Ich muss zugeben, dass mir die ganze Sache hier etwas suspekt vorkommt, und wäre Karl nicht hier, würde ich annehmen, dass ich in den Klauen einer Sekte bin oder an einer geheimen Sitzung des Ku Klux Klan teilnehme. Da Karl jedoch hier ist, bewerte ich das bisher Gehörte und Gesehene etwas neutraler und offener. Ich habe eigentlich nur eine einzige Frage. Wie können Sie meinem Mann helfen, damit er gemeinsam mit mir alt werden kann, denn alt werden, ohne Peter um mich zu haben, kann ich mir absolut nicht vorstellen.“ Jill drückte mir währenddessen die Hand, und ich weiß heute noch, dass ich bei ihren Worten am ganzen Körper eine Gänsehaut bekam.

Paul Berger, der inzwischen links von Hermanns Stuhl stand, schaute ihn an, worauf er sich direkt an Jill wandte. „Vor über 10 Jahren sagte mir mein Arzt, dass ich nur noch eine kurze Zeit zu leben hätte, da mein Krebs, ein pleurales Mesotheliom, nicht behandelbar wäre. Ich hatte jedoch das Glück, bei meiner Großmutter aufgewachsen zu sein, die mich schon als Kind in dieNaturheilkunde und in viele Geheimnisse der Natur eingeweiht hatte. Ich hatte sehr oft gesehen, wie Menschen zu ihr kamen, die nicht sehr viel von Ärzten hielten bzw. nicht erfolgreich behandelt worden waren und deshalb ihren Rat suchten. Das Einzige, was sie benützte, außer ein paar Heilkräutern, war ihr Wissen um die Aktivierung unserer Selbstheilungskräfte und die innere und äußere Reinigung, wie sie es immer nannte. Deshalb führte mein erster Weg nach der Diagnosestellung auch zu meiner Großmutter, die zum damaligen Zeitpunkt schon 89 Jahre altwar. Übrigens, heute ist sie 97 und versorgt sich immer noch selbst. Sie wohnt mit ihrer besten Freundin in einer Wohngemeinschaft, die sie selbst liebevoll "meine Kommune" nennt und erfreut sich immer noch bester Gesundheit. Vor allem ihre geistigen Fähigkeiten haben nichts von ihrer Genialität verloren. Wie auch immer, mir war sofort klar, dass ich ohne ihre Hilfe wohl keine Überlebenschance haben würde und begab mich vollkommen in ihre Hände."

Immer wenn Hermann von seiner Großmutter erzählte, begannen seine sonst so harten Gesichtszüge weich zu werden, und man spürt noch heute diese tiefe innere Dankbarkeit. Obwohl in mir starke Zweifel aufkamen, ob mir hier jemand ein altes Mütterchen verkaufen wollte, das sich mit Kräutern auskannte, entspannte ich mich und hörte Hermann weiterhin aufmerksam zu. „Meine Großmutter hörte sich nur kurz mein Jammern über die schlechte Prognose meiner Erkrankung an, dann rief sie ihre Freundin, die ich Tante Rosemarie nenne.

Ohne mich zu fragen, erklärte sie in wenigen Worten Tante Rosemarie meine Problematik und bat sie, sich neben sie zu setzen, weil sie jetzt alle Kraft benötige und ihre Anwesenheit ihr zusätzliche Energie geben würde. Ich werde niemals ihre

Worte vergessen, als sie zu Tante Rosemarie sagte, dass heute der Tag gekommen sei, warum sie seit über 70 Jahren die Kunst des Heilens lerne. Sie benützte übrigens niemals das Wort Medizin, weil sie immer betonte, dass Mediziner nur Symptome behandeln bzw. nur Teile des Ganzen und sie niemals mit einem Mediziner verglichen werden wolle. Wie Recht sie mit diesen Worten hatte, verstand ich in der Gesamtheit erst viele Monate später."

Ich wurde immer ungeduldiger und fragte deshalb einfach dazwischen. „Was haben Sie denn gemacht? Ich bin zwar kein Onkologe, aber dass man ein pleurales Mesotheliom (Rippfellkrebs) nicht mit ein paar Kräutern heilen kann, so viel verstehe ich auch." Hermann lächelte und erwiderte: „Ich verstehe Ihre Ungeduld und komme jetzt auch gleich zum Kern der Sache. Meine Großmutter begann mir also zu erzählen, dass ich zuerst verstehen müsse, dass die Natur, und damit auch die Evolution, grundsätzlich Recht hat.

Jeder der sich an diese Grundsätze hält, kann alle Krankheiten überwinden." Jetzt mischte sich Jill ein: „Und was sind diese Grundsätze?" Hermann schaute ihr in die Augen und antwortete: „Gleich, Frau Yoda, noch einen Moment. Ich möchte zuerst noch einmal wiederholen, dass die Natur grundsätzlich Recht hat, denn würde dies nicht stimmen, würden wir alle nicht hier sitzen. Dieser Satz ist die Basis einer jeden Therapie und ich möchte Sie beide bitten, sich in den nächsten Tagen intensiv mit diesem Satz auseinander zusetzen." Wir taten dies übrigens mehr als ausführlich und ich kann nur jedem Leser empfehlen, dies auch zu tun, denn wenn Sie diesen Satz einmal verinnerlicht haben, gelingt es keinem Arzt dieser Welt mehr, Ihnen Medikamente oder

Therapien zu verordnen, die dieser Regel widersprechen. Ich möchte an dieser Stelle nicht näher darauf eingehen, nicht weil ich Ihnen die Wichtigkeit nicht näher erklären könnte, ganz im Gegenteil, ich könnte hierüber ein ganzes Buch schreiben, sondern weil ich weiß, dass Sie diesen Satz nur dann verinnerlichen werden, wenn Sie sich selbst Gedanken darüber machen. Deshalb an dieser Stelle meine wichtigste Empfehlung an Sie:

Die Natur hat grundsätzlich recht.

Doch lassen Sie uns weitergehen und anhören, wie Hermann lernte, wie man jede Krankheit bewältigen kann. „Meine Großmutter erklärte mir also zuerst einmal ausführlich, dass die Natur immer Recht hat und sie es schließlich war, die ein geniales Wesen, wie den Menschen, entstehen ließ. Wir müssen uns unbedingt verinnerlichen, dass Milliarden von Zellen in jeder Sekunde unseres Lebens miteinander kommunizieren und wir bis heute nichts darüber wissen. Meinen Einwand, wie weit die Wissenschaft heute wäre, ließ sie nicht gelten und fragte mich nur, ob ich erklären könnte, was der Unterschied wäre zwischen einem Menschen, der lebt und einem, der vor dem Bruchteil einer Sekunde gestorben ist. Als sie mein Achselzucken sah, wollte sie das Ganze etwas erleichtern und erklärte mir, dass den meisten Menschen ja noch nicht einmal bewusst ist, dass wir bis zur Geburt wie ein Fisch unter Wasser leben, unsere Energie fast ohne Einsatz von Sauerstoff gewinnen und keine Ahnung davon haben, warum wir eigentlich zu atmen beginnen." Wie wichtig diese Tatsache ist, wurde mir erst später klar, als Hermann mir beibrachte, dass Krebs intrazellulär gesehen ein Energieproblem ist und unsere Zellen verschiedene Energieprogramme besitzen, die sie je nach Gesundheitszustand einzelner Zellgruppen zum Leben einsetzen. Endlich kam Hermann zum Kern. „Die Evolution hat so etwas Geniales wie Menschen und die gesamte Natur hervorgebracht, glauben Sie da etwa im Ernst, dass sie ausgerechnet vergessen hat, bei jedem Menschen Reparaturmechanismen entwickeln zu lassen? Entspräche dies der Wahrheit, dann würden wir nicht einmal einen Tag außerhalb unseres mütterlichen Körpers überleben. Deshalb ist es unsere erste Aufgabe, unsere eigenen Reparaturmechanismen zu fördern und alles dafür zu tun, damit diese so gut wie möglich funktionieren. Die wichtigsten Regulatoren unseres Körpers sind Nahrung, Ruhe, Licht und Fieber. Denken Sie nur daran, wie wichtig jeder einzelne Punkt selbst bei banalen Infekten ist.

Wir haben keinen Hunger oder aber während der Rekonvaleszenz einen riesig großen. Unser Körper zwingt uns zur Ruhe, wir empfinden Licht als angenehm oder störend und wie wichtig Fieber ist, beginnen holistisch denkende Heiler immer mehr und mehr zu verstehen. Hier sehen sie auch die Problematik der heutigen Medizin. Fast alle Therapien blockieren diese Reparaturmechanismen, anstatt sie zu unterstützen, egal ob Antibiotika, Cortison, Schmerz- und Schlafmittel, Tranquillizer oder Chemotherapie. Das Medizinsystem besitzt heutzutage mit Unterstützung von Politik und Pharmaindustrie die unglaubliche Arroganz, zu behaupten, sie könne Krankheiten heilen. Die Wahrheit ist, dass Mediziner nur Krankheiten heilen können, deren Namen sie selbst erfunden haben und deren Symptome sie selbst bestimmen, damit sie anschließend behaupten können, Krankheiten erfolgreich behandelt zu haben. In Wahrheit haben sie jedoch nur Symptome beschrieben und behandelt. Bitte beachten Sie, dass ich nicht gesagt habe, Ärzte besäßen die Arroganz, sondern das Medizinsystem. Natürlich sind Ärzte keine schlechten Menschen, nur weil sie keine Heiler sind, sondern sie verstehen nur nicht, dass sie Gefangene und Missbrauchte eines Systems sind, von dem die meisten nicht einmal wissen, dass es dieses System gibt. Dieses System ist schuld daran, dass Medizinstudenten heutzutage zwar versuchen, den Zitronen-säurezyklus der Mitochondrien auswendig zu lernen, ihnen jedoch niemand erklärt, was sie mit diesem Wissen anfangen können. Würden ihnen die Professoren nämlich auch gleichzeitig erklären, wie die meisten Medikamente, genauso wie die giftigsten Umwelttoxine, z.B. unser Ubichinon (Enzym) oder unsere Zytochromoxidase C (Enzyme) aus der Zelle drängen bzw. blockieren, und damit auch unsere Zellatmung, dann könnten diese angehenden Ärzte ja später all die dem System dienenden Medikamente nicht mehr verschreiben."

Gerade noch rechtzeitig, nämlich bevor ich verbal zu explodieren drohte, wandte sich Hermann von Jill ab und schaute mich mit einem durchdringenden und fast schon magischen Blick an, von dem ich heute noch glaube, dass er mich hypnotisiert hat. „Bitte missverstehen Sie mich nicht. Dies ist kein persönlicher Angriff auf Ihre Arbeit als Arzt. Würde ich nicht glauben, dass Sie ein guter Mensch sind, hätte ich Ihrer Aufnahme in unseren Club niemals zugestimmt. Es nützt Ihnen jedoch nichts, wenn Sie der Wahrheit nicht ins Auge sehen. Nur wenn Sie verstehen, wie das System

Medizin funktioniert, sind Sie in der Lage, das gesammelte Wissen für sich zu nutzen ohne in die Gruben des Systems zu fallen. „Finden Sie nicht“ erwiderte ich, „dass Sie das Ganze etwas stark vereinfachen und jetzt etwas polemisch werden?“ Hermann blieb gelassen und antwortete: „Lassen Sie es mich einmal etwas anders ausdrücken. Wie viele Menschen kennen Sie persönlich, die geheilt wurden mit der Diagnose pleurales Mesotheliom, oder vielleicht etwas einfacher: Wie viele kennen Sie denn, die mit der Diagnose Nichtkleinzelliger Lungenkrebs nach 10 Jahren immer noch tumorfrei leben?“ Herman wusste genau, dass er mich, vor allem mit dem zweiten Satz, treffen würde, doch heute weiß ich, dass ich ohne diese „Schocktherapie“ wahrscheinlich niemals geheilt worden wäre.

In meiner Verzweiflung wusste ich nichts besseres zu sagen, als dass ich kein Onkologe wäre und ich nicht so oft mit Krebspatienten zu tun hätte. Dies stimmte natürlich so nicht und das war offensichtlich auch Hermann klar. „Kommen Sie, ich bitte Sie. Wie viele Patienten sind es?“ Ziemlich kleinlaut musste ich eingestehen, dass ich keinen einzigen Patienten kannte, der auch nur 2 oder 3 Jahre mit dieser Diagnose überlebt hatte, obwohl ich schon einige mitbehandelt hatte. Jetzt kam Jill mir zu Hilfe: „Wer sagt uns denn, dass Sie nicht einer dieser Fälle von Spontanremission sind oder irgend eine andere Wunderheilung bei Ihnen passiert ist.“

Hermann stand auf und holte sich einen fahrbaren Aktenschrank, der hinter seinem Sitz stand. „Da mir klar war, dass diese Frage kommen würde, habe ich heute schon aus unserer Sammlung ca. 200 Fälle herausgenommen, die alle mit gleicher oder ähnlicher Diagnose wie der Ihren geheilt wurden. Ich möchte Ihnen vorschlagen, dass Sie nach unserem Gespräch noch ein Weilchen hier bleiben und sich die Fälle persönlich anschauen, damit Sie sich selbst davon überzeugen können, wie wichtig es ist, dass wir die Natur verstehen und unsere Selbstheilungskräfte mobilisieren."

Wir sprachen unter Einbindung der anderen Anwesenden noch ca. 2 Stunden über Natur und Selbstheilung, bis Jill und ich allein gelassen wurden. Wir machten uns gemeinsam über die Akten her, welche, in fast schon zwanghafter Manier, detailliert dokumentiert waren. Schon nach wenigen Fällen lehnte ich mich nach vorne und drückte Jills Hände ganz fest. „Ich weiß zwar nicht, was hier mit uns geschieht, aber wenn es wahr ist, was in diesen Akten steht, dann ist Hermann entweder ein Hexer oder die Reinkarnation Jesu Christi. Ich könnte jeden einzelnen Fall auf jedem Kongress auf dieser Welt vorstellen und man würde mir danach in jedem Krankenhaus einen Job anbieten. Die einzige Frage, die sich mir jedoch im Moment stellt, ist eigentlich nur die, warum diese Fälle nicht der allgemeinen Öffentlichkeit zugänglich gemacht werden."

Jill und ich sahen uns an, und zum ersten Mal seit meiner Diagnosestellung hatte ich nicht mehr dieses Gefühl, bald sterben zu müssen. Ich weiß nicht mehr, wie lange wir uns umarmten. Plötzlich standen Hermann und Karl neben uns. Während wir uns unsere Tränen aus dem Gesicht wischten, fragte Karl nach, ob wir noch Fragen hätten. Obwohl ich ziemlich erschöpft war, brannte mir diese eine Frage doch so sehr auf den Lippen, dass ich ohne eine Beantwortung dieser nicht nach Hause gehen wollte.

„Karl, warum geht ihr mit diesen Fällen nicht auf einen medizinischen Kongress und erzählt anderen davon?." Karl setzte sich zu uns und sein Gesicht hatte einen sehr ernsten Ausdruck. „Ich weiß nicht, wie gut du dich in der Geschichte der Onkologie auskennst, doch du darfst dir sicher sein, dass dies schon oft geschehen ist. Natürlich haben nicht wir diese Fälle veröffentlicht, aber denke doch einmal daran, was passieren würde. Ich sage dir, das gleiche, was schon hundert Mal passiert ist. Die Fälle werden in den Dreck gezogen, als Fälschungen deklariert, die Onkologen werden als Quacksalber hingestellt und so weiter und so fort. Das ist doch nichts Neues. Hinzu kommt, dass derjenige, der die Fälle vorstellt, sein Leben riskiert." Hermann nickte mit dem Kopf während Karl sprach und deshalb wandte ich mich direkt an ihn: „Wollen Sie uns etwa erzählen, dass es erfolgreiche Krebstherapien gibt, die Menschen helfen können zu überleben und aus kommerziellen Gründen nicht das Tageslicht erblicken?" Jill war ganz aufgeregt und sagte, dass sie dies nicht glauben könne.

„Ich bitte Sie, Jill, Sie wissen als Gattin eines Professors doch ganz genau, dass Patienten nicht immer die Behandlung erhalten, die optimal für sie wäre. Geld und Egobefriedigungen spielen eine viel größere Rolle." Ich konnte dies so natürlich nicht stehen lassen. „Sie erlauben sicherlich, dass ich an dieser Stelle widerspreche." Hermann lächelte plötzlich verschmitzt und sagte in triumphierendem Ton: „ Sie meinen, so wie bei Ihren Patienten Paul Nonnenmacher und Erich Schäfer?" Mein Magen verkrampfte sich urplötzlich und ich war schockiert. Woher zum Teufel kannte Karl Namen meiner Patienten und vor allem, woher wusste er, dass ich gerade diese beiden Patienten dazu überredet hatte, an einer Studie unserer Universität teilzunehmen? Beide Patienten passten nicht in diese Studie, aber ich stand unter einem enormen Druck endlich die Studie abzuschließen, so dass ich ihnen erklärte, dass die Behandlung für sie beide am optimalsten wäre, obwohl mir klar war, dass die alte konventionelle Methode in diesem Fall besser gewesen wäre. Jill wusste hiervon nichts und fragte deshalb sofort: „Wer sind diese Menschen?“ Ich erklärte Jill, dass ich ihr dies später zu Hause erklären würde und wandte mich sogleich zurück zu Hermann: „Woher kennen Sie diese Namen?“

„Das ist nicht wichtig“ erwiderte dieser, „ich wollte Ihnen mit den Namen nur zwei Dinge aufzeigen. Erstens, dass wir im Club unsere Aufgaben ernst nehmen und wissen, wovon wir reden. Und zweitens, dass selbst Menschen wie Sie, die sonst sehr integer sind, sich nicht gegen die Macht bestimmter Systeme wehren können. Aber das sollte jetzt nicht unser Thema sein. Lassen Sie es mich einmal in klaren Worten sagen. Angenommen, ich würde ein Krebsmittel besitzen, mit dem ich jeden Krebskranken heilen könnte. Glauben Sie denn wirklich, dass ich eine Chance hätte, dass dieses Mittel jemals eine Zulassung bekommen würde? Sollten Sie dies glauben, haben Sie keine Ahnung von dem, was in Europa bzw. in den USA passiert.

Um es klar zu sagen, da draußen herrscht ein Krieg um jeden Patienten, denn Medizin ist weltweit die größte Einnahmequelle, die es gibt. Da ist die Auto- und Computerindustrie allerhöchstens eine kleine Unterabteilung, und wenn es um Krebs geht, haben Therapien, die wenig oder gar nichts kosten, keine Chance. Sie haben jetzt zwei

Möglichkeiten. Entweder Sie akzeptieren dies und somit auch die Welt, wie sie nun mal ist oder aber Sie verdrängen wie bisher diese Tatsachen und machen weiter wie gehabt.“

Ein Grund, warum ich dieses Buch geschrieben habe, ist der, dass ich inzwischen nicht mehr daran glaube, dass sich irgendetwas ändert, wenn nicht endlich ALLE Patienten erfahren, was wirklich hinter den Kulissen passiert. Sie müssen absolut verstehen, dass fast alle Medien und auch fast alle großen Organisationen zuerst einmal bestimmte Ziele verfolgen, die nichts mit deren Satzung zu tun haben. Es reicht aber nicht aus, wenn ich jetzt beginne einzelne Firmen oder Organisationen aufzulisten und Ihnen erkläre, was diese tun, sondern Sie müssen das Prinzip verstehen, wie SIE dahinter kommen können, ob eine Organisation wirklich das macht, was sie nach außenhin vertritt.

Ein Beispiel: Viele Menschen glauben, dass die *Deutsche Krebshilfe* daran interessiert ist, weltweit die besten Krebstherapien für Krebskranke zu finden. Doch haben Sie sich jemals den Jahresbericht dieser Organisation genauestens durchgelesen und angeschaut, wofür die Deutsche Krebshilfe eigentlich jedes Jahr all die vielen Forschungs- millionen ausgibt? Falls ja, dann können Sie verstehen, dass die *Deutsche Krebshilfe* zwar daran interessiert ist, Menschen zu helfen, ABER nur auf eine Art und Weise, die von vornherein von wenigen Menschen festgelegt wird. Im Stile von: Wir wollen Krebskranken helfen, solange diese mit den Therapien gesund werden, die wir für richtig halten in der Behandlung von Krebspatienten. Anders ausgedrückt könnte man auch sagen, wir unterstützen fast nur Studien über Chemotherapien, Bestrahlungen und natürlich neue patentierbare Medikamente.

Es geht hier also nicht ausschließlich darum, weltweit die besten Krebstherapien zu finden, sondern auch darum, der deutschen Bevölkerung zu zeigen dass es nur ganz bestimmte „wissenschaftlich gesicherte“ Krebstherapien gibt: hauptsächlich eben Chemotherapie, Bestrahlung und Hormontherapien. Und dies obgleich inzwischen selbst der letzte Yellow-Press-Leser weiß, dass der Begriff „wissenschaftlich gesichert“ nichts anderes als ein Instrument ist, mit dem eine kleine Gruppe von Personen bestimmen kann, wie Gelder fließen sollen.

Ach ja, es gibt bei der *Deutschen Krebshilfe* auch Empfehlungen, sich gesund zu ernähren. Was jedoch unter einer gesunden Ernährung verstanden wird, bestimmen nicht die Menschen, die sich mit Ernährungstherapien bei Krebskranken auskennen, sondern ausgerechnet die Menschen, die ihre Patienten mit krebserzeugenden Therapien behandeln. Jawohl krebserzeugend, oder wissen Sie etwa nicht, dass Chemotherapien und Bestrahlungen Krebs erzeugen können?

Es geht mir hier übrigens nicht darum, eine Organisation wie die *Deutsche Krebshilfe* an den Pranger zu stellen, da sie nur eine unter Tausenden „im System“ ist und wahrscheinlich die meisten Mitarbeiter glauben, dass alles so seine Richtigkeit hat und sie sich engagiert und wahrscheinlich sogar mit großem Herz für Krebskranke einsetzen. Ich hätte genauso fast jede andere große Gesundheitsorganisation in Deutschland als Musterbeispiel nehmen können. Da mir jedoch durch meine eigene Geschichte Krebskranke besonders am Herzen liegen, wollte ich Ihnen einfach am Beispiel dieser Organisation aufzeigen, wie hier verblümt Politik für Giftstoffe herstellende Pharmafirmen gemacht wird oder wie Giftstoffe unterschiedlich bewertet werden. So gibt es z.B. ein Poster mit der Überschrift: ***Körperverletzung*** und dem Untertitel: *Passivrauchen schädigt Ihr Kind.* Gleichzeitig wird von der Deutschen Krebshilfe jeden Tag direkt oder indirekt Werbung gemacht für Giftstoffe, die tausend Mal giftiger sind als jede einzelne Zigarette.

Mir geht es darum, wie Sie lernen können, wie man Menschen „im System“ und Menschen „außerhalb des Systems“ voneinander unterscheiden kann. Das ist die Hauptaufgabe dieses Buches, damit Ihnen nie mehr ein Politiker, ein Pfarrer oder ein Arzt ein X für ein U verkaufen kann. Derzeit leben 99,99 % der deutschen Bevölkerung IM SYSTEM und verstehen daher überhaupt nicht wovon es hier geht. Doch dieses Buch soll, wie man in Hollywood sagen würde, die Matrix (1) der Systeme offenlegen und Ihnen aufzeigen, in welcher “Matrix” Sie bisher gelebt haben. Was Sie mit diesem Wissen dann machen, steht natürlich auf einem anderen Blatt. Selbstverständlich können Sie sich auch dafür entscheiden, so weiterzumachen wie bisher, eben mit all seinen Vor- und Nachteilen. Sie können aber auch sagen: “Ab sofort nicht mehr mit mir.” Bisher hatten Sie keine Möglichkeit diese Entscheidung zu treffen, nach dem Lesen dieses Buches haben Sie zumindest eine Wahlmöglichkeit.

(1) Im gleichnamigen Spielfilm ***Matrix*** *geht es darum, dass ein Computerspezialist bisher in der Illusion einer realen Welt, der sogenannten „Matrix", gelebt hat.*

Meine Heilung

Nach Hermanns mahnenden Worten, dass ich jetzt endlich damit beginnen sollte, die Welt so zu akzeptieren wie sie ist und nicht mehr, wie ich sie gerne sehe, diskutierten wir noch lange, lange Zeit, und Karl erzählte uns viele unglaubliche Geschichten. Mir war bis dahin nicht bekannt, wie viele Menschen es gab, die Tausenden von (krebs)kranken Menschen halfen und so stark bekämpft wurden, dass jeder Einzelne auf die eine oder andere Art entweder verzweifelt aufgab oder aber beschloss, im kleinen Rahmen weiterzumachen. Hunderte von Forschern/Ärzten wurden angegriffen, weil sie Menschen heilen wollten, teilweise bezahlten sie sogar mit ihrem Leben dafür. Wie ich heute weiß, stecken dahinter in Wahrheit nichts anderes als politische bzw. finanzielle Interessen und ein System, in dem wir alle leben – mit dem Unterschied, dass es wenigen Menschen auch bewusst ist, dass sie in diesem System leben.

Doch zurück zu Karl und Hermann. Nachdem ich durch die von mir detailliert angeschauten Krankenfälle großes Vertrauen zu Hermann entwickelt hatte, fragte ich ihn gerade heraus: „Was soll ich jetzt tun um wieder gesund zu werden“? Jill stand neben mir und ich konnte den Stein hören, der ihr vom Herzen fiel. Hermann sagte nur: „Danke für Ihr Vertrauen“ und setzte sich mit Jill und mir in einen kleinen Raum, in dem ein aus afrikanischem Wurzelholz hergestellter Tisch und 6 hohe Stühle sofort ins Augen stachen. Neben dem beruhigenden Blick in einen asiatisch aussehenden Garten, fiel mir im Raum ein aus dem gleichen Holz hergestellter massiv wirkender Schrank auf. Hermann holte sich aus dem Schrank Unterlagen und setzte sich mit uns an den Tisch.

Zuerst gab er mir zwei Bücher. Das erste hatte den Titel: “Wie die erste Krebszelle entsteht und welche Gründe es dafür geben kann.” Das zweite war ein A4 großes Buch und wirkte eher wie ein Arbeitsbuch als ein medizinisches Werk. Auffallend war, dass als Autor auf dem Cover nur stand: Elena und Alexander, doch dazu kommen wir später.

Während Hermann noch ein paar Papiere sortierte, blätterte ich kurz durch das zweite Buch. Es bestand nur aus unendlich vielen Fragen. Die meisten davon ergaben für mich überhaupt keinen Sinn, bezogen auf meine oder überhaupt eine Krankheit. Während ich noch verzweifelt versuchte, einen Sinn zu finden, sagte Herman erlösend: „Bitte füllen Sie alle Fragen akribisch genau aus, denn nur so können wir beginnen zu verstehen, warum Sie diesen Tumor entwickelt haben. Bringen Sie mir das Buch in den nächsten 3-4 Tagen zurück und wir werten alles aus. Am Ende des ersten Buches ist ein mehrseitiger Plan, an den Sie sich bitte drei Wochen halten, bis Sie dann von uns eine genaue Anleitung für die nächsten Monate bekommen.“ Wir besprachen danach nur noch ein paar Unklarheiten bezüglich der Anleitung und 30 Minuten später befanden Jill und ich uns schon auf unserem Heimweg.

Die Anleitung für die ersten 3 Wochen war zuerst einmal eine Ernährungsanleitung, die meiner damaligen Meinung nach viel zu viel Fett enthielt. Außerdem enthielt der Tagesablaufplan verschiedene, für meinen Geschmack viel zu einfache, Entgiftungstherapien und verschiedene Visualisierungsübungen. Sie können sich vielleicht vorstellen, wie enttäuscht ich zuerst einmal war. Irgendwie hatte ich gedacht, ich bekomme unbekannte Medikamente oder zumindest einen geheimnisvollen Kräutertrunk aus irgendeinem fernen Land. Jetzt, wo ich diese Zeilen diktiere, merke ich erneut, wie naiv ich doch damals war und wie wenig mir meine universitäre Ausbildung, in Bezug auf Krebs und chronische Erkrankungen im Allgemeinen, helfen konnte.

Umso besser verstehe ich natürlich heute all die Professoren, mit welch großem Energieaufwand sie sich gegen fast alle echte Änderungen wehren, oder sollte ich besser sagen, wehren müssen, um eben keinen vernichtenden Gesichtsverlust zu erleiden. Was auf dem Papier so einfach aussah, war in Wirklichkeit jedoch erheblich schwerer. Nie im Leben hätte ich gedacht, wie viel Disziplin man benötigt, um seine Ernährung konsequent umzustellen und sich an einen geregelten Tagesrhythmus zu gewöhnen. Es ist für einen Arzt fast unmöglich, der sich jahrelang daran gewöhnen musste, keinen geregelten Tagesrhythmus zu haben. Hermann legte mir jedoch nahe, mich auf jeden Fall penibel an diesen Plan zu halten, so dass mir nichts anderes übrig blieb, denn Jill hätte mir sonst das Leben schwer gemacht, nachdem ich ihr versprochen hatte, mich exakt daran zu halten. Obwohl ich mich innerlich gegen diesen Plan wehrte, musste ich zugeben, dass ich nach 3 Wochen energetisch gesehen ein anderer Mensch war. Dadurch legte ich mein Misstrauen täglich scheibchenweise etwas ab und ging viel positiver eingestellt zu der Besprechung mit Hermann.

Was ich da erlebte, war beeindruckend. Hermann beschrieb mich, oder genauer gesagt meine Persönlichkeit, in so feinen Details, dass ich nicht glauben konnte, dass er dies alles aus dem Fragebogen hatte analysieren können. Total überrascht war ich, als er mir „meinen Therapieplan“ übergab, denn er war gerade mal eine Seite lang. Irgendwie hatte ich nach all den vielen Fragen erwartet, dass ich eine genauso umfangreiche Analyse bekommen würde. Doch Hermann erklärte mir ausführlich, dass es nicht so sehr auf viele oder anstrengende körperliche Therapien ankomme, sondern DIE notwendige Änderung bzw. mehrere Änderungen in meinem Leben zu finden und diese wären nun mal in meinem Fall gar nicht so umfangreich. Die Änderungen, welche vor allem meinen Beruf, aber auch eine „alte Geschichte“ mit meinem Vater betraf, ging ich trotz innerlicher Widerstände und mit Unterstützung von Jill in den nächsten Wochen aktiv an, neben der Fortsetzung meiner neuen Ernährung und der Entgiftungsmaßnahmen.

Wichtig war für mich natürlich auch, dass ich während der nächsten Wochen von Hermann über die Station 8 erfuhr (mehr hierüber im letzten Kapitel) und warum dieser Fragebogen und die, für mich eigentlich nicht als so wichtig angesehenen, Lebensänderungen in Wahrheit mein Leben retteten. Auch wenn es noch über 1 Jahr dauern sollte, bis mein Tumor endlich auf dem Röntgenbild verschwunden war, so kann ich trotzdem sagen, dass ich schon nach wenigen Wochen – und unendlich vielen Gesprächen mit Hermann – eine annähernd einhundertprozentige Sicherheit entwickelte, dass ich nicht an diesem Tumor sterben würde. Jeder Krebskranke, der dieses Gefühl schon einmal erleben durfte, weiß, wie angenehm es ist, welche Energien allein dadurch freigesetzt werden und dass es, einfach ausgedrückt, einen anderen Menschen aus einem macht. Der Hauptgrund für dieses Gefühl ist das Verständnis um die Erkrankung. Nur wer versteht, warum ein Tumor in seinem Körper herangewachsen ist, kann auch verstehen wie er dies zukünftig vermeiden kann. Selbst ohne dieses Buch wäre es möglich, jährlich Tausenden von Krebskranken das Leben zu retten, wenn Mediziner und Drehbuchautoren in Hollywood und München endlich damit aufhören würden so zu tun, als ob sie wüssten was Krebs ist. Vor allem die Darstellung, dass Krebs DIE tödliche Erkrankung überhaupt ist, trägt dazu bei, dass so viele Menschen sterben müssen. Denn würde man zugeben, dass man weder weiß, was Krebs ist, noch, wie er richtig zu behandeln ist, dann müsste jeder Arzt den individuellen Grund bei jedem Erkrankten suchen – doch welcher Arzt möchte das schon?

Warum kranke Menschen wieder gesund werden

Ich möchte Ihnen jetzt erklären, was Krankheit ist und wie wichtig Krankheiten für die Gesundheit sind. Das Einzige worum ich Sie bitten möchte, ist, offen zu sein und nicht schon jetzt daran zu denken, dass Sie sowieso schon wissen, was ich jetzt schreiben werde. Glauben Sie mir, Sie wissen es ganz bestimmt nicht!

Ist eine Schwangerschaft eine Krankheit? Natürlich nicht werden Sie jetzt wahrscheinlich denken. Aber warum eigentlich nicht? Die Frauen werden übergewichtig, der Hormonhaushalt ist durcheinander, viele Frauen starben und sterben während oder kurz nach der Schwangerschaft, werden depressiv usw. und so fort. Medizinisch gesehen, sind diese Frauen also schwerst krank, und man findet leicht über 100 „Symptome“. Aber all diese „Symptome“ haben doch den Sinn ein Kind zu gebären, werden Sie jetzt vielleicht zu Recht denken.

Deshalb ein anderes Beispiel: Ist Durchfall eine Krankheit? Hier gibt es wahrscheinlich schon einige Leser, die sagen werden, es ist eine Krankheit, aber die meisten werden sagen, dass Durchfall „nur“ ein Symptom ist, welches in der Regel zu einer Krankheit gehört. Jedoch ein Symptom, das ebenfalls, wie der veränderte Hormonhaushalt bei Schwangeren, einen Sinn macht, nämlich bestimmte Stoffe schneller aus dem Magen/Darmtrakt herauszubringen, als es sonst üblich ist. Lassen Sie es mich Ihnen jetzt etwas schwerer machen: Ist Krebs eine Krankheit? Natürlich, in den meisten Fällen sogar eine tödliche, werden jetzt alle denken. Doch was haben eine Schwangerschaft, Durchfall und Krebs gemeinsam? Alle 3 „Krankheiten“ sind eigentlich nichts anderes als „Symptome“, die in bestimmte Kategorien eingeteilt werden und je nachdem, was wir über das Symptom wissen, ist es einmal normal (Schwangerschaft), einmal „nur“ ein Symptom (Durchfall) und einmal eine Krankheit (Krebs). Bitte beachten Sie dies noch einmal, weil es so wichtig ist. Je nachdem, was Mediziner über das Symptom wissen, ist es eine Krankheit oder ein ganz natürlicher Prozess wie z. B. eine Schwangerschaft. Was wäre jetzt, wenn Mediziner verstehen würden, WARUM Menschen Krebs entwickeln bzw. andere Krankheiten und es sich herausstellen sollte, dass Tumore genauso wichtig sind für die Gesundheit eines Menschen wie das Übergewicht oder die „Hormonstörung“ bei einer schwangeren Frau?

Die Antwort hierauf ist sehr einfach, es gäbe keine Krankheiten mehr. Und wenn es keine Krankheiten mehr gäbe, was wäre dann? Ich spreche nicht von Symptomen, sondern von Krankheiten, da Symptome immer da sein werden. Bitte verwechseln Sie dies nicht. Wenn es jetzt also keine Krankheiten mehr gäbe, was würden dann all die Mediziner den lieben langen Tag machen? Womit würden all die Pharmafirmen ihr Geld verdienen usw. Sie sehen schnell, dass wir hier von einer Revolution reden, die es so einfach nicht geben darf, ohne die Erde komplett zuverändern. Meine Freunde im Club glauben, dass wir für so eine Revolution nicht reif sind und noch viele Jahrzehnte hinzulernen müssen, bevor diese absolut notwendige Änderung durchgesetzt werden kann. Hier muss ich jedoch widersprechen und ich glaube fest daran, dass es auf dieser Welt sehr viele Menschen gibt, die verstehen, wovon ich rede und bereit sind, einen „Systemwechsel“ mitzumachen.

Damit Sie jedoch verstehen können, wie ein Schulmediziner wie ich darauf kommen kann, dass es keine Krankheiten gibt, bin ich bereit, Wissen frei zu geben und damit einen Schwur zu brechen, den ich einmal heilig abgelegt habe. Ich habe jahrelang mit dieser Entscheidung gekämpft und es bedeutet auch gleichzeitig den Ausschluss aus meinem Club, den ich, wenn auch auf eine ganz andere Art, fast so sehr liebe wie meine Frau Jill. Ich glaube aber nicht, dass ich eines Tages vor meinen Schöpfer treten kann, wenn ich diese Zeilen nicht veröffentlichen werde. Ich hoffe nur, dass mein Verleger sich mit allen Mitteln dafür einsetzen wird, dass dieses Buch auch wirklich erscheint und sich nicht von systemtreuen Anhängern einschüchtern lässt.

Auf den nächsten Seiten werden Sie teilweise Unglaubliches erfahren und ich bin mir sicher, dass es Ihnen genauso wie mir vor vielen Jahren gehen wird. Sie werden immer und immer wieder denken: Kann das denn wirklich wahr sein? Diese Frage ist eine sehr positive, zeigt sie doch, dass Sie sich vorstellen können, dass dieses Buch nicht nur ein Roman ist. Bleiben Sie auf den nächsten Seiten also bitte weiterhin offen und neugierig. Sie werden sehen, es lohnt sich.

Die Wahrheit

Um zu verstehen, dass es eigentlich gar keine Krankheiten gibt, müssen wir uns die Geschichte der Medizin näher anschauen. Tausende Jahre vor Christus gab es bei den Mesopotamiern, aber auch bei den Ägyptern, den Hebräern oder den Asiaten, Schriften darüber, wie man kranken Menschen helfen kann. Jahre später entwickelten sich regelrechte Hochburgen des medizinischen Wissens in Griechenland und bei den Römern. Parallel hierzu gab es auf anderen Kontinenten erdverbundene Mediziner bei den Azteken, bei den Indianern Nordamerikas, in der Geschichte der Mayas, aber auch in China, Japan, Indien, Tibet, der Südsee oder in Afrika. Alle hatten sie jedoch etwas gemeinsam: Sie behandelten immer Symptome und keiner von ihnen sprach von bösen Bakterien und Viren oder verschrieb künstlich hergestellte Medikamente.

Über viele Jahrtausende gab es eine Naturheilkunde, welche diesen Namen auch verdiente. Diese Naturheilkunde sprach nicht von bösen Erregern, sondern sah die „Schuld" an der Krankheit immer beim Patienten selbst. Anders ausgedrückt bedeutete diese Medizin, dass die Erkrankung immer etwas mit dem Patienten zu tun hatte und deshalb auch der Patient seinen Anteil zur Gesundung beitragen musste. Natürlich gab es auch schon früher extreme Mediziner, die Schädel öffneten und Brenneisen benützten, doch diese waren deutlich in der Unterzahl. Über die Jahrhunderte kam das medizinische Wissen über die Frauen (Hexen) zu den Barbieren, die dann später sesshaft wurden und die ersten Ärzte mit eigenen Praxen darstellten. Ohne näher auf die Hexenverfolgung und die Rolle der Kirche einzugehen, möchte ich jedoch feststellen, dass schon Friedrich von Hohenstaufen (römisch-deutscher Kaiser) im 13. Jahrhundert ein Gesetz erließ, wer denn jetzt heilen dürfe und wer nicht. Diese Einmischung des Staates und der Kirche hat sich bis heute nicht mehr geändert, sondern sogar in einem Maße verstärkt, dass Jesus heute ins Gefängnis käme, wenn er behaupten würde, er könne Menschen durch Handauflegen heilen. So kam es, dass die Medizin komplett in Männerhände gelangte und über viele Jahre hinweg nur Männer Medizin studieren konnten. Das Problem der Medizin war jedoch schon damals, dass nur wenige Menschen Symptome richtig verstanden, und so war man gezwungen, die eigene Unkenntnis unter allen Umständen zu verteidigen – auch wenn dies den Tod des Fragenden bedeuten sollte.

Auch wenn folgendes Thema eigentlich in einem eigenen Buch beschrieben werden sollte, so möchte ich doch ganz kurz auf ein Thema eingehen, das nur die Leser unter Ihnen verstehen können, die sich mit morphogenetischen Feldern, DEM Feld, Denk-Feldern, dem universalen Denken usw. beschäftigt haben (eine ausführliche Erklärung würde den Rahmen dieses bewusst dünn gehaltenen Buches sprengen). In allen Büchern können Sie nachlesen, dass vor Jahrhunderten die Pest, die Cholera usw. nicht nur in Europa gewütet hat und Millionen von Menschen dadurch sterben mussten. Doch nur wenige Autoren bringen diese Seuchen in Einklang mit den Aussagen bzw. dem Tun von Claude

Bernard oder Max von Pettenkoffer. Claude Bernard war es, der sagte : «Le germe n'est rien, le terrain est tout!» (Der Keim ist nichts, das Milieu ist alles) und widersprach dem als größten Lügner in die Geschichte der Medizin eingegangenen Louis Pasteur, der behauptete: „Je microbe c'est tout (die Bakterien sind an allem schuld). Erst viele Jahre später durfte die Welt durch die Veröffentlichung der Tagebücher von Pasteur erfahren, was für ein Verbrecher und Lügner er war. Bis heute unter den Tisch gekehrt wird jedoch, das schon Max von Pettenkoffer vom Hygienischen Institut in München 1882 öffentlich eine Flasche mit Cholerabakterien trank und damit der Öffentlichkeit zeigte, dass Bakterien Menschen nicht töten können, sondern es immer Co-Faktoren geben muss. Diese Co-Faktoren - und nicht die Bakterien - sorgten auch in Wahrheit für die vielen Toten in Europa durch die Seuchen.

Meine Clubmitglieder mögen mir verzeihen, aber damit meine Leser besser verstehen, wovon ich rede, bin ich jetzt gezwungen, das „40er-Geheimnis“ zu verraten. Unter diesem Stichwort gibt es auf der ganzen Welt Bibliotheken, die hauptsächlich Forschungen der drei größten Forscher dieses Jahrhunderts beinhalten und der Zutritt zu dieser lange Zeit nur wenigen Regierungsmitgliedern möglich war. Diese drei Forscher bzw. deren „Mitstreiter“ waren Adolf Hitler, Josef Wissarionowitsch Dschugaschwili (Stalin) und Mao Tse-Tung.

Jetzt werden Sie vielleicht an meinem Verstand zweifeln. Dies ändert jedoch nichts an der Tatsache, dass ich niemals wichtigere, aber auch brutalere, Studien gelesen habe als von „Forschern,“ die mit der Erlaubnis dieser drei Menschen Versuche an Mensch und Tier durchführten. Ich durfte mich in

Frankfurt, aber auch in Peking, Shanghai, Moskau und anderen kleineren Städten in „40er"-Bibliotheken umsehen, und es ist nur mit einem einzigen Wort zu beschreiben: Unglaublich.

Der Name 40er stammt übrigens daher, weil die meisten Studien in den 40er- Jahren bzw. davor durchgeführt wurden. Einige dieser Studien brachten mich damals dazu, darüber nachzudenken, was Bakterien, Viren, Pilze und alle Arten von Parasiten wirklich sind. Lange Zeit bevor ich mich mit anderen Mitgliedern des Clubs über deren Ansichten über Mikroben unterhielt.

40er-Studien

Als ich zum ersten Mal eine, für meine damalige Auffassung, brutale Studie las, war ich schockiert, weil die Ärzte in dieser Studie bewusst den Tod ihrer Patienten in Kauf nahmen. Doch je mehr ich darüber nachdachte, desto mehr wurde mir klar, wie verschoben mein Weltbild eigentlich war. Wenn abends in der Tagesschau Berichte über Ruanda oder den Irak gesendet werden, dann akzeptieren wir Tausende von ermordeten Menschen als, sagen wir mal: politische Notwendigkeit. Doch wenn wir erfahren, dass Studien gefälscht wurden und von vornherein der Tod von Menschen in Kauf genommen wurde, dann regen wir uns wahnsinnig darüber auf, weil wir Einzelschicksale einfach besser verstehen können als Massenmorde.

Ist es nicht eine verrückte Welt, dass wir uns über ein paar Tote in Nahost aufregen, während gleichzeitig in Afrika Hunderttausende bestialisch abgeschlachtet werden? So lange wir nicht verstehen, welches System dafür verantwortlich ist, was jeden Abend in der Tagesschau gesendet wird, so lange müssen wir GLAUBEN, dass diese extrem vorsortierten Nachrichten das Wichtigste sind, was an diesem Tag in der Welt passiert ist. Aber Hand aufs Herz, ist es Ihnen nicht auch schon mal grotesk vorgekommen, dass, wenn in Afghanistan, Israel oder Irland demonstriert wird oder ein paar Menschen bei einem Attentat umkommen, dies grundsätzlich gesendet wird und es anscheinend kein einziges Kamerateam sieht, wenn am gleichen Tag Tausende von Afrikanern oder Russen umgebracht werden? Und so richtig grotesk wird das Ganze spätestens dann, wenn wir wissen, dass Hunderte von Satelliten um unsere Erde kreisen, die Teleobjektive haben, dass Regierungen wissen, welche Zeitung Sie in Ihrem Garten lesen, zugleich jedoch anscheinend nicht sehen können, wenn Tausende von Menschen ermordet werden.

Ich schreibe das soeben Erwähnte nur aus dem Grund, weil ich möchte, dass Sie besser verstehen, wie konditioniert wir alle heute sind und dass wir akzeptieren müssen, dass es absolut normal ist, dass Menschen aus niedrigen und habgierigen Gründen getötet werden. Sie müssen auch verstehen, dass die wirklich großen „Killer“ Regierungen und nicht Privatpersonen sind. Tatsache ist sogar, dass die meisten Waffen um Menschen zu töten von Ihren und meinen Steuergeldern bezahlt werden und Regierungen die größten Waffenhändler sind. Ich wollte dies nur noch einmal in Ihr Gedächtnis bringen, damit Sie die folgenden Zeilen „besser einordnen“ können.

Ich möchte Ihnen jetzt ein paar Studien aufzeigen, die Sie so wahrscheinlichnoch nicht kannten. Eine Studie war z. B. folgende: Eine Gruppe von Menschen bekam mit Cholera-Bakterien versetztes, Wasser zu trinken, ohne davon in Kenntnis gesetzt zu werden. Eine andere Gruppe bekam ebenfalls Cholera-Bakterien über das Wasser verabreicht, wobei es dieser Gruppe auch erzählt wurde. Einer dritten Gruppe wurde nur gesagt, sie hätten Cholera-Wasser getrunken, was jedoch nicht stimmte. Ich habe das Ergebnis mehrmals lesen müssen, weil es nicht in mein damaliges Verständnis von Krankheit und Mikroben passte: Kein einziger Mensch der ersten Gruppe kam zu Tode, wohingegen in der zweiten Gruppe fast alle Menschen und in der dritten Gruppe mehr als die Hälfte starben. Ähnlich brutale Versuche mit Mikroben gibt es übrigens zur Genüge. Diese erblicken nur aus einem Grund nicht das Tageslicht: Welche Regierung gibt schon gerne zu, an solchen menschenverachtenden Studien offiziell oder inoffiziell mitgewirkt zu haben? Da es mir jedoch um Ihre Aufklärung geht, werde ich in diesem Buch noch mehrmals 40er-Studien erwähnen, da diese dazu beitragen können, unser System besser zu verstehen.

Ich hatte mir damals lange Zeit überlegt, warum die Menschen der ersten Gruppe nicht starben, nur waren mir Begriffe wie morphogenetische Felder oder universelles Denken unbekannt. Aus diesem Grund setzte ich mich mit Hermann und vielen anderen Clubmitgliedern zusammen, die mein gesamtes medizinisches Bild zum Einstürzen brachten. Ich werde nie den Tag vergessen, als Paul Berger mich fragte: „Was sind für Sie Bakterien? Freunde oder Feinde?" Meine Antwort war natürlich: „Beides", weil mir sehr wohl bewusst war, dass wir ohne Darmbakterien nicht leben können. Paul Berger kam wie immer sofort zum Kern der Dinge. Er war ein Mann, der manchmal scherzhaft und ernst zugleich sagte: „Kommen Sie bitte zum Punkt. Ich bin schon über 70 Jahre alt und habe noch so viel vor, dass ich es mir nicht erlauben kann, nicht schnellstens zum Kern der Sache zu kommen." Während ich diese Zeilen schreibe, muss ich an Paul denken und bemerke, wie sehr ich ihn vermisse, meinen Mentor, Freund und Vaterersatz. Wenn es doch mehr Menschen wie ihn gäbe auf dieser Welt.

Die Antwort „Beides" war Paul nicht genug und er fragte mich: „Warum sind Bakterien denn unsere Feinde?" Ich versuchte, ihn mit all den Namen der Bakterien zu beeindrucken, an die ich mich erinnern konnte und mit Geschichten aus meinem Klinikalltag, doch Paul fragte nur: „Und warum sind Sie sich so sicher, dass es Bakterien waren, die diese Menschen umgebracht haben?" Im Anschluss an diese Frage folgte dann eine lange Diskussion, an die ich mich zwar nicht mehr wörtlich erinnern kann, aber ich weiß noch wie heute, dass ich an diesem Abend den Club verließ und wieder einmal dachte: „Meine Güte, wenn das wahr ist, dann ...".

Die Zusammenfassung der Diskussion möchte ich Ihnen jedoch nicht vorenthalten. Stellen Sie sich einmal vor, dass Bakterien grundsätzlich gut sind und diese Ihnen nichts anhaben können, so lange SIE nicht daran glauben, dass Bakterien böse sind und Ihr Körper nicht durch z. B. Gifte geschädigt ist. Ich verstehe die Herausforderung, die dieser Satz zuerst einmal stellt, aber im Laufe des weiteren Lesens werde ich Ihnen dieses Gedankengut noch erheblich näher bringen.

Wenn Bakterien also nicht für den Tod von Menschen verantwortlich sind, woran sterben Menschen dann? Ich möchte diese Frage gerne umdrehen und Sie fragen: „Wenn bestimmte Bakterien in der Lage sind Menschen zu töten, wie ist es dann möglich, dass Max von Pettenkoffer, genauso wie die jüdischen und russischen Gefangenen, in der Lage waren, „tödliche" Bakterien zu trinken ohne daran zu erkranken?"

Ein anderes Beispiel: Ein Mann wird ermordet aufgefunden. Er hat ein Messer im Rücken stecken. Ist jetzt das Messer für den Tod verantwortlich? Das kann man doch nicht miteinander vergleichen, denken Sie jetzt vielleicht. Ich sage Ihnen: Doch, man kann. Bakterien und Viren sind genauso wenig wie ein Messer am Tod von Menschen schuldig, sondern nur mitverantwortlich, weil wir nicht verstehen, wie wichtig unsere Gedanken sind. Lassen Sie mich ein etwas aktuelleres Beispiel nennen. Ein mir persönlich bekannter Arzt hat vor vielen Jahren ein „Experiment" durchgeführt, das ursprünglich zur Erforschung von Magensäure gedacht war. Dabei wurde gesunden Menschen erzählt, dass sie Störungen im Magen hätten und man dies „etwas genauer untersuchen müsse." Danach teilte man die Patienten in zwei Gruppen ein. Der einen Gruppe wurde erzählt, dass alles in Ordnung wäre und der zweiten Gruppe, dass man zwar etwas „gefunden" habe, aber es nicht so schlimm wäre und man das Ganze mit Medikamenten gut behandeln könne. Dieser Gruppe teilte man übrigens mit, dass sie nicht erschrecken sollten, wenn Sie Hautausschläge bekommen würden, was dann auch fast alle bekamen. Interessanterweise wurden jedoch auch in der zweiten Gruppe, der man ja gesagt hatte, dass sie vollkommen gesund wären, mehr als ein Drittel der Patienten krank. Als man dieses Phänomen dann genauer untersuchte, kam heraus, dass diese Patienten sehr misstrauische Menschen waren und ganz einfach den Ärzten nicht glaubten (nicht glauben wollten), dass sie gesund sind. Warum ich dieses Experiment erzähle, hat jedoch einen anderen Grund: Mehr als 20 % aller Patienten der ersten Gruppe entwickelten Magengeschwüre bis hin zum Magenkrebs und ausnahmslos alle blieben für einen langen Zeitraum krank.

Uns allen ist doch bekannt (nicht bewusst), welch großen Einfluss unsere Psyche auf unseren Körper hat, aber wenn es um Krankheiten geht, dann glauben fast alle Ärzte dieser Welt, dass es NICHT die Psyche war, die zur Krankheit geführt hat bzw. die darüber bestimmt, WIE STARK ein Mensch Symptome entwickelt. In den 40er-Bibliotheken vieler Länder dieser Welt könnten Sie Hunderte solcher, Studien genannte Menschenexperimente nachlesen, die immer und immer wieder beweisen, dass es Krankheiten ohne ein krankes (kollektives) Bewusstsein nicht geben würde. Vielleicht haben Sie sich auch schon einmal überlegt, warum in Afrika so viele Menschen an Aids sterben. Bestimmt nicht, weil diese Menschen ein so promiskuitives Leben (häufigen Geschlechtsverkehr mit wechselnden Partnern) führen oder weil ein Virus lieber schwarze Menschen als weiße angreift. Glauben Sie wirklich, dass ein Mensch, der HIV- positiv diagnostiziert wird, genauso weiterleben kann wie vorher?

Er kann es nicht. Genauso wenig wie viele Menschen in Russland, die ihr Leben im Dienste des kalten Krieges zwischen Russland und den USA lassen mussten. Neben der Erforschung des Weltalls und der Erschaffung eines perfekten Kommunisten (in die Milliarden an Forschungsgeldern floss, um herauszufinden, wie ein Gehirn funktioniert) war der kalte Krieg mit Amerika, und dessen eventuelle Auswirkungen auf die UdSSR, das Lieblingsgebiet der Russen. Hierzu genehmigte man alle notwendigen Forschungsgelder und es entstanden nicht nur in Sibirien Forschungseinrichtungen, deren einzige Aufgabe es war, herauszufinden, wer in einem atomaren Krieg wie überleben kann und was unternommen werden muss, damit wenigstens ein paar Kommunisten überleben.

Auf Einladung eines russischen Clubmitglieds war es mir gestattet, Forschungen in einem dieser Labors durchzuführen. Ich werde niemals die strapaziöse und lebensgefährliche Fahrt in einem Gefährt vergessen, welches den Namen Auto sicherlich nicht verdiente. Mit Hilfe mehrerer Gebete gelang es mir dann doch, in der Nähe eines großen Sees, ca. 200 km von Chita entfernt, anzukommen. Meine Forschungen waren nichts anderes, als herauszufinden, welche Forschungen im Namen der russischen Bevölkerung in Chita durchgeführt worden waren. Neben vielen klassischen medizinischen Forschungen (Krebs, Hauttransplantationen, Giftstoffe ...) gab es eine Gruppe, die mich besonders interessierte: Psychologischer Tod.

Ich möchte Ihnen grausame Einzelheiten ersparen, wie hier mit Menschen (meistens Gefängnisinsassen) umgegangen wurde. Diese sind so brutal, dass Sie es mir entweder nicht glauben oder man aber dieses Buch sofort verbieten würde. Doch die Ergebnisse der Forscher möchte ich Ihnen nicht vorenthalten, führen sie uns doch genau zu einem besseren Verständnis unseres Systems und was Krankheiten wirklich sind. Bei diesen Versuchen wurden zuerst einmal ausführliche psychologische Protokolle erarbeitet, um herauszufinden, was für ein Mensch jemand psychologisch gesehen ist (dies ist sehr wichtig, wie Sie später noch sehen werden). Danach wurden die Patienten in verschiedene Gruppen eingeteilt wie: Ängstlich, aggressiv, intellektuell, nach IQ usw. Die meisten Versuche fanden dann immer nur innerhalb dieser Gruppen und nicht übergreifend statt. Ich erwähne dies hier, weil heutzutage in allen Studien in den westlichen Ländern nicht unterschieden wird, ob jemand mit Brustkrebs z. B. depressiv oder hysterisch strukturiert ist.

Jetzt wurden einzelne Gruppen damit konfrontiert, dass sie bestimmte Krankheiten hätten, von Leukämie bis unentdecktem Herzinfarkt. Die Ergebnisse sind so niederschmetternd, ja so unglaublich, dass ich weitaus länger in Chita blieb als es Jill lieb war, die mich nach 4 Wochen immer wieder darum bat, endlich nach Hause zu kommen. Die Ergebnisse dieser, und nicht nur dieser, Experimente beweisen, dass es eigentlich möglich ist, fast jedem Menschen jede Krankheit „beizubringen". Bei einer „Studie" ging es z. B. darum, „blutbildverändernd Faktoren" herauszufinden. Der ersten Gruppe wurde „nur" erzählt, dass sie Leukämie hätten und im Endstadium seien, wo auch eine Chemotherapie nicht mehr helfen könnte. Die zweite Gruppe wurde während der Interviews zusätzlich (von hinten) radioaktiv bestrahlt und eine dritte Gruppe wurde „nur" radioaktiv bestrahlt.

Die beiden ersten Gruppen starben früher als die dritte. Hätten Sie gedacht, dass unbestrahlte, eigentlich gesunde Patienten schneller an einer „Leukämie" sterben als Menschen, die einer „todbringenden" Bestrahlung ausgesetzt werden? Widerspricht dies nicht auch Ihrem Verständnis von Krankheit und Ursache? Nach diesem Wissen können Sie nicht mehr zur Tagesordnung übergehen und so tun, als ob Worte – und vor allem Diagnosen – keine Rolle spielen würden. Und jetzt verstehen Sie auch besser, was all diesen armen Menschen in Afrika und sonst wo auf der Welt angetan wird, denen man sagt, dass sie sehr bald an Aids sterben müssen. Oder überlegen Sie doch einmal, was ein Arzt seinem Patienten antut, wenn er ihm sagt, dass er Krebs hat. Das Wort Krebs löst bei jedem Menschen AUTOMATISCH folgende Worte aus: Tod, Schmerz und Warum? Seine ganzen Gedanken, und damit der größte Teil seiner Lebensenergie, kümmern sich ab sofort nur noch um das Thema Krebs.

Aus diesem Grund sind natürlich auch alle Vorsorge- und Nachsorgeuntersuchungen für viele Patienten nicht einfach nur unwichtig, nein, sie bringen Menschen sogar den Tod. Sollten Sie Arzt sein, dann wissen Sie bestimmt wovon ich rede. Oder haben Sie etwa noch nie gesehen, wie schnell Menschen sterben, wenn man ihnen gesagt hat, dass sie bald sterben werden? Auch ich habe dies jahrelang auf den Krebs, den Herzinfarkt, die MS usw. geschoben, ganz einfach weil diese Denkweise viel einfacher für mich war. Doch war sie auch die Ehrlichste?

Die Überschrift des bisher gesagten könnte auch heißen: Angst. Je mehr Angst Sie haben, desto kränker werden Sie. Dies ist vielleicht der wichtigste Satz im ganzen Buch und deshalb möchte ich ihn noch einmal wiederholen: **Je mehr Angst Sie haben, desto kränker werden Sie.** Ich wäre in der Lage Ihnen in diesem Buch mehr als hundert Studien aufzuzeigen, die klar beweisen, dass Menschen umso schneller sterben, je größer ihre Angst ist. Auch bei meinen Forschungen in Chita wurde sehr schnell sichtbar, dass aggressive Menschen, die wenig Angst haben, „am schwersten mit Worten zu töten sind“. Am leichtesten beeinflussbar, im positiven und im negativen Sinne, sind „folgsame“ Menschen, also Menschen, die es gewohnt sind gehorsam zu sein. Diese Menschen kann man einerseits sehr schnell „erkranken lassen“, andererseits sind sie jedoch auch offener für positive Inputs und dadurch auch in der Lage schneller zu gesunden.

Über Jahre hinweg war das Thema Angst eines meiner Lieblingsthemen im Club und ich glaube, ich kann wirklich behaupten, heute ein „Angstspezialist“ zu sein. Doch den meisten Menschen ist es gar nicht klar, dass unser heutiges medizinisches System komplett auf Angst aufgebaut ist. Die meisten Menschen nehmen Pillen oder lassen Operationen durchführen aus Angst. Angst vor einem schlimmen Leiden und Angst vor dem Tod. Keine Frau würde sich die Brust abschneiden lassen, wenn sie keine Angst hätte. Kein Kardiologe dürfte auch nur eine Bypassoperation durchführen, wenn der Patient keine Angst hätte. Und kein Kind müsste eine Chemotherapie erdulden, wenn die Eltern nicht so viel Angst davor hätten, dass ihr Kind an zu vielen Blasten im Blut sterben würde. Sind diese Ängste jetzt irrational?

Keineswegs, könnte man auf den ersten Blick annehmen, doch was ist mit einem zweiten? Lassen Sie uns doch einmal am Beispiel Brustkrebs etwas genauer betrachten, ob das wegschneiden einer Brust denn wirklich Sinn macht. Die heutige Ansicht von Krebs ist ja allgemein bekannt. Einige wenige Zellen werden bösartig (was für ein Wort für eine menschliche Zelle) und wachsen über Jahre hinweg zu einem Tumor heran. Wenn man jetzt diesen Tumor rechtzeitig herausschneidet, hat man den Krebs besiegt.

Sollte die Frau jedoch an anderen Stellen auch Tumore haben, oder später bekommen, dann hat der Tumor leider schon metastasiert, und dann kann man in der Regel nichts mehr machen. Mediziner nennen das dann eine palliative Behandlung, also eine Behandlung, die nicht mehr darauf abzielt, den Patienten zu heilen, sondern nur noch zu lindern. Allein schon dieses Wort sollte Patienten hellhörig machen, denn eine Behandlung, die keine Heilung, sondern einen „angenehmen" Tod zum Ziel hat, was für eine Behandlung ist das denn? Lassen Sie uns doch einmal Tatsachen und nicht mehr Wunschgedanken einiger meiner Kollegen anschauen. Zuerst einmal wird behauptet, dass ein Tumor über Jahrzehnte langsam heranwächst. Für diese Theorie gibt es absolut keinen Beweis. Ganz im Gegenteil. Es gibt genügend Fälle, bei denen man bei einer Mammographie keinen Tumor feststellen konnte, und nur wenige Wochen später fand man einen so großen Tumor, der, wenn er wirklich so langsam wächst, längst hätte entdeckt werden müssen.

Mediziner behaupten dann einfach, dass sich aus unbekannten Gründen die Mitose (Zellteilungsrate) vergrößert hat und der Tumor außergewöhnlich schnell gewachsen wäre. Bis heute hat übrigens kein einziger Genetiker dieser Welt Beweise dafür gefunden, dass es agressive oder schnellwachsendere Tumore gibt. Dies wird zwar immer und immer wieder gegenüber den Patienten behauptet, doch dann müssten wir diese Genveränderungen doch auch im Labor finden, denn anscheinend liest ja das Signal für die Wachstumsgeschwindigkeit in unseren Genen. Tatsache ist jedoch, dass bis heute so eine Genveränderung noch nicht gefunden wurde. Ist das nicht komisch, wo diese Genetiker doch anscheinend sonst alles über unsere Gene wissen? Was wir jedoch sicher wissen, ist, dass wenn man man diesen Tumor nicht operiert, dann wird man jedoch bei 100 % aller Fälle feststellen, dass er „urplötzlich“ wieder normal weiter wächst.

In Wahrheit vertuschen Onkologen damit, dass sie weder ein System zur Früherkennung eines Tumors haben noch eine Ahnung davon, wie lange ein Tumor benötigt um z. B. 1 cm groß zu werden. Rechnen Sie doch einmal selbst nach. Ein Tumor benötigt nach schulmedizinischer Meinung zehn Jahre um 1 cm groß zu werden, und wenn man ihn nach 9 Jahren entdeckt, dann nennt man das Früherkennung. Würde es hier nicht um eine so ernste Sache gehen, dann könnte man das Ganze noch als einen Witz bezeichnen. Aber in Anbetracht all der abgeschnitten Brüste, der Millionen von Tränen, der erhöhten Scheidungsrate und dem mangelnden Selbstbild dieser Frauen,empfinde ich es als Unverschämtheit, hier von einer Früherkennung zu reden, die nur einem dient - Geld zu verdienen.

Frauen wird auch immer wieder erzählt, dass sie eine größere Überlebenschance haben, wenn ihr Tumor früh entdeckt wird. Mit früh meinen Mediziner hier, wenn der Tumor nur ca. 1 cm groß ist. Jetzt gibt es aber gleich mehrere Studien, die aufzeigen, dass Frauen umso früher sterben, je früher deren Tumore entdeckt werden. Da wird Frauen über Jahre hinweg erzählt, dass es für sie von Vorteil wäre, wenn man deren Tumore früh entdeckt und dann sterben bei allen großen Untersuchungen gerade diese Frauen am häufigsten. Wie ist das möglich? Die Antwort hierauf ist ganz einfach. Je früher man Tumore entdeckt, desto früher beginnt man mit den „todbringenden" Therapien. Um es anders auszudrücken: Je früher Frauen krebserzeugende Therapien wie Chemotherapien oder Bestrahlungen über sich ergehen lassen, desto früher sterben sie.

Andere argumentieren, dass durch die „Früherkennungsmaßnahmen" auch viele Tumore als bösartig eingestuft werden, die in Wahrheit nur harmlose Knoten sind. Ob dies jetzt zu der erhöhten Sterblichkeit oder zu den besseren Statistiken bei Brustkrebs beiträgt, ist mir persönlich eigentlich egal, so lange das Wichtigste gar nicht erst diskutiert wird, nämlich der Diagnose-Schock. Jede Diagnose löst einen Schritt in die falsche Richtung aus. Egal ob Ihnen Ihr Internist sagt, dass Ihr Blutdruck zu hoch ist oder Ihr Onkologe, dass „es" Krebs ist. Zuerst einmal sind Sie blockiert in Ihrem EIGENEN Tun und geben Verantwortung ab. Sozusagen als ob ein Internist oder Onkologe besser wüsste, warum Sie einen hohen Blutdruck oder Brustkrebs hätten. Da „man" uns jedoch beigebracht hat, dass uns andere permanent erzählen dürfen, wie es UNS geht, akzeptieren wir deren Worte als Tatsache und verstehen nicht, dass wir genau in diesem Moment des Glaubens schon die Eigenverantwortung teilweise oder ganz abgeben. Wir sind schon so blind geworden, dass wir grundsätzlich akzeptieren, dass ein hoher Blutdruck oder ein Tumor in der Brust grundsätzlich etwas Negatives ist.

Die meisten Menschen sind heutzutage nicht mehr in der Lage, darüber nachzudenken, ob Aussagen von „Experten" nicht einfach nur Quatsch sind und diese „dumm Erlerntes" nur einfach so weitergeben. Glauben Sie mir, ich weiß wovon ich rede. Jahrelang habe ich an der Universität Dinge gelehrt, die falscher gar nicht hätten sein können. Und meine Studenten sind dann selbst Professoren geworden und unterrichten heute den gleichen Wahnwitz wie ich vor vielen Jahren. Niemand überlegt heute mehr, WARUM eigentlich in unseren Gefäßen beim Bluthochdruck ein höherer Druck erzeugt wird. Dieser Druck ist ja nicht einfach so da, sondern wird bewusst von unserem Körper erzeugt.

Doch anstatt zu hinterfragen warum, machen Ärzte das Dümmste, was Sie nur tun können: Sie senken den Blutdruck. So lange wir die in Millionen Jahren entwickelten Selbstheilungskräfte nicht endlich verstehen, so lange wird es

Ärzte geben, die Symptome behandeln. Wir müssen endlich damit aufhören, so zu tun, als ob andere Menschen uns gesund machen könnten. Das mag bei chirurgischen Eingriffen nach Unfällen in Ordnung sein, doch bei all den so genannten Krankheiten müssen wir endlich verstehen, dass der Weg nur über die Evolution geht. Denn sie war es, die unser Wunderwerk an Körper und Geist über eine so lange Zeit hat entstehen lassen.

Das Grundverständnis

Auf den nächsten Seiten werde ich versuchen, Ihnen das Grundverständnis dessen zu vermitteln, was heute Medizin genannt wird. Wenn Sie dieses Wissen verinnerlichen, dann wird es Ihnen dabei helfen, zukünftig Ihr eigener Arzt zu sein. Natürlich bin ich mir sehr wohl bewusst, dass die meisten Menschen die nächsten Seiten weder lesen möchten, noch diese in ihrem Leben umsetzen. Aber soll ich Ihnen etwas sagen, das ist mir absolut egal. Dieses Buch habe ich für die wenigen Menschen geschrieben, die offen durch die Welt gehen, die verstanden haben, dass kleine Änderungen keine Änderungen sind. Oder glauben Sie wirklich es macht einen großen Unterschied für Ihre zukünftigen Gesundheitsprobleme, ob Sie CDU oder SPD wählen? Glauben Sie wirklich, ein Kostensenkungsgesetz wäre eine Lösung für all die Probleme im Gesundheitswesen? Glauben Sie immer noch, dass wir mehr Forschung brauchen, egal ob mit oder ohne Tierversuche?

All diese Dinge sind nichts anderes als unsere Gesellschaft zu unterhalten. Ja, zu unterhalten und nichts anderes. Natürlich glauben viele Menschen daran, dass sie mit diesem Tun Änderungen hervorrufen, was sie jedoch nicht verstehen, ist, dass es nur Änderungen innerhalb des Systems sind. Was wir aber brauchen, sind neue Systeme. Es reicht nicht aus, am bestehenden ein bisschen hier und da herumzufeilen, das ist ja schon der Job von Politikern und des Managements fast aller

Firmen. Beide Gruppen sind nicht an Änderungen interessiert, da sie ja nur durch das gegenwärtige System am Leben bleiben. Bitte machen Sie sich das immer und immer wieder aufs Neue bewusst. Die Menschen, die das Sagen haben, sind nicht an einschneidenden Änderungen interessiert, da sie sich sonst selbst den Ast abschneiden würden, auf dem sie sitzen. Ein Beispiel: Um wirkliche Änderungen hervorzubringen, benötigen wir absolut ehrliche und unbestechliche Politiker. Doch anstatt diese streng zu bestrafen, wenn sie lügen, geben wir ihnen auch noch Immunität. Was glauben Sie, was passieren würde, wenn es ein Gesetz gäbe, welches Politiker hart bestrafen würde, wenn diese lügen?

Das Gleiche gilt natürlich auch für die Bestechlichkeit. So lange es Parteispenden gibt, so lange gibt es bestechliche Politiker. Niemand diskutiert wirklich, WARUM Firmen so viel an bestimmte Parteien spenden. Jedem ist es klar, doch alle akzeptieren es. Wenn wir wirklich Änderungen möchten, dann wäre die Änderung des Parteispendengesetzes der erste wirklich ernste Schritt. Doch so lange die Menschen über das Gesetz abstimmen, die von diesem Gesetz profitieren, so lange wird es keine Änderung geben - also nie.

Aber was machen all die Menschen, die HEUTE krank sind? Sollen sie darauf warten, dass Politiker ehrlich werden und für Firmen und Aktionäre das Geld verdienen nicht mehr an erster Stelle steht? Hier gibt es nur zwei Wege, wachen Sie auf oder spielen Sie weiter mit, mit all den Konsequenzen. Meine Freunde im Club glauben, dass die Zeit noch lange nicht gekommen ist und dass Menschen weiterhin all die Lügen akzeptieren. Ich kann und will das jedoch so nicht stehen lassen, da ich immer mehr Menschen begegne, die ihr

Leben in allen Belangen selbst in die Hand nehmen – und damit auch ihr Lebensglück. Vielleicht sind wir ja schon so viele, dass wir eine Lawine lostreten können – vielleicht aber auch nicht. Was ich jedoch ganz sicher weiß, ist, dass dieses Buch ein Teil der Lawine sein wird. Es wird dabei helfen, dass Menschen sich nicht mehr von geldgierigen Ärzten und korrupten Politikern an der Nase herumführen lassen, wie in der Vergangenheit.

Doch lassen Sie mich zurück kommen zu dem Punkt, warum wir uns grundsätzlich selbst heilen können. Ganzheitliche Ärzte sprechen immer wieder davon, dass wir unsere Selbstheilungskräfte mobilisieren müssen. Doch was bedeutet das eigentlich im Detail? Sind diese etwa verschollen oder verloren gegangen? Nein, natürlich sind sie immer da, aber wir haben den Glauben daran leider verloren, weil wir schon vor Jahrzehnten das Wissen über die Selbstheilungskräfte ausgetauscht haben mit dem Wissen über die „moderne Medizin". Wenn wir heute Medikamente einnehmen und werden wieder gesund, dann waren es die Medikamente, die uns geholfen haben. Wenn wir „trotz" der Medikamente krank bleiben oder sogar noch kränker werden, dann ist halt die Krankheit stärker. Merken Sie, dass in diesem System die moderne Medizin niemals verlieren kann? Egal ob Sie gesund werden oder krank bleiben, jedes Mal sind SIE und niemals die Medizin daran schuld.

In weniger als zwei Jahrhunderten haben es eine Handvoll Ärzte geschafft, die ganze Welt auf eine Art und Weise zu belügen und gleichzeitig ein System erschaffen, dass diejenigen, die darin arbeiten, immer die Gewinner sind. Ärzte sind hier übrigens nicht die einzigen, die solche Systeme erschaffen haben. Rechtsanwälte bekommen Ihr Geld, egal ob sie vor Gericht verlieren oder gewinnen. Politiker, Pfarrer, Bankiers usw. bekommen Ihr Geld, egal was immer sie tun oder sagen. Die wirklich Mächtigen kreieren grundsätzlich Lebenssysteme, in denen sie immer gewinnen, egal was passiert. Die Ehrlichen sind die wirklich Dummen – zumindest in diesem Leben.

In den letzten Jahrzehnten kam hinzu, dass man auch noch durch das System reich werden konnte, so dass es heute absolut keinen Grund mehr gibt, irgendetwas daran zu ändern. Sozusagen ein fast perfektes System. Gäbe es da nicht immer wieder diese Quacksalber und Scharlatane, die den armen Patienten da draußen erzählen, dass zwar die Ärzte gute Menschen sind, aber die von ihnen erschaffenen Therapien in Wahrheit nur dem Selbsterhaltungstrieb des Systems dienen und nicht den Patienten. Vielleicht verstehen Sie jetzt auch, warum diese „Außenseiter“ immer wieder bekämpft und gejagt werden. Je besser sie sind, desto härter wird angegriffen und auch wenn Sie es nicht glauben, hier wird sogar gemordet. Ich habe selbst miterleben müssen, wie „unbequeme“ Wissenschaftler „tödlich verunglückt“ sind, wie man Kinder entführte um Patente zu verhindern, wie man unter politischem Schutz Existenzen zerstörte und wie Medikamente in Kühlschränken verrotten, die Tausenden von Menschen selbst im heutigen Medizinsystem das Leben retten könnten.

Ach ja, es ist mir mal wieder vollkommen egal, ob Sie mir meine Worte jetzt glauben oder nicht, ob Sie mich für einen paranoiden Esoteriker halten oder für einen durchgeknallten Professor. Ich weiß, was ich weiß bzw. selbst erlebt habe, und da ich die nächsten Jahre sowieso die meiste Zeit an einem geheimen Ort verbringen werde, ist es mir egal, was sie davon halten. Was viel wichtiger ist: WARUM glauben Sie mir meine Worte bzw. warum glauben Sie diese nicht?. Lassen Sie uns doch mal beide Möglichkeiten etwas näher betrachten:

Angenommen Sie glauben mir nicht, was ich gerade geschrieben habe, dann bin ich mir absolut sicher, dass Sie weder Vorstandsvorsitzender eines internationalen Konzerns sind, noch Mediziner in einer höheren Position. Wahrscheinlich sind sie ein guter Mensch, der an das Gute im Menschen glaubt und sich einfach nicht vorstellen kann, dass ausgerechnet Personen wie Ärzte oder Pfarrer, die ja offiziell an sich einen hohen moralischen Anspruch haben (sollten), dass also ausgerechnet diese Menschen bewusst und unbewusst am Tode von vielen Menschen beteiligt sind. Gleichzeitig sehen und lesen Sie jedoch fast täglich in den Medien, wie viele Menschen durch Ärzte ums Leben kommen und wie viele Gelder z.B. die katholische Kirche jedes Jahr aufbringen muss, um Eltern Geld zu bezahlen, deren Kinder von Priestern missbraucht wurden. Von Geburtenkontrollen in Afrika ganz zu schweigen.

Ich kann verstehen, dass man da lieber sagt, na ja der Prof. Yoda übertreibt hier bewusst etwas oder aber hat persönlich viele schlechte Erfahrungen machen müssen. Ich muss Sie jedoch leider enttäuschen. Weder das eine noch das andere stimmt. Erstens könnte ich Ihnen in diesem Buch Tatsachen präsentieren, die so widerlich, ja so ekelerregend, wären, dass Sie nicht mehr in der Lage wären, das Buch zu Ende zu lesen, und zweitens habe ich persönlich das Glück gehabt, weitaus mehr positive als negative Erfahrungen machen zu dürfen. Sie können es sich also nicht so leicht machen und mir deshalb nicht glauben, weil ich vielleicht ein frustrierter alter Mann bin. Ganz im Gegenteil, ich genieße mein Leben mit meiner Frau sehr und habe auch vor, dies zukünftig noch sehr lange zu tun.

Ein anderer Grund, warum Sie denken könnten, dass ich lüge, wäre, dass ich eigentlich ein Langweiler bin und mir all die Geschichten in diesem Buch nur ausgedacht habe, um damit „die schnelle Mark“ zu machen. Doch auch hier muss ich Sie enttäuschen. Erstens ist mein Buch nicht auf eine Art und Weise geschrieben, dass es zu einem der üblichen Belletristik-Bestseller taugt, zweitens wird sich kein großer Verlag trauen, dieses Buch zu veröffentlichen und hierfür große Werbung machen, weil der Verlag dadurch zu viele Probleme bekommen würde und drittens kommen meine Frau und ich aus „geordneten Verhältnissen“, wo Geld immer nur eine untergeordnete Rolle in unserem Leben gespielt hat.

Sollten Sie mir also nicht glauben, dann suchen Sie bitte die Gründe hierfür nicht so sehr bei mir, sondern bei Ihnen selbst. Warum fällt es Ihnen so schwer, meine Worte zu akzeptieren? Sicherlich doch nicht, weil Sie weiterhin daran glauben wollen, wie gut die Welt ist. Sie können doch nicht durch die Welt gehen und so tun, als gäbe es kein Nordirland, kein Israel oder keine afrikanischen Staaten, in denen Menschen permanent ermordet werden, ganz zu schweigen vom 11. September in New York oder dem Irak Krieg. Sie können auch nicht annehmen, es gäbe keine Pharmafirmen, die über Leichen gehen und für Profite Ihre Gesundheit zerstören. Und wollen Sie wirklich glauben, dass Politiker sich dafür einsetzen, dass Sie gesund bleiben? Was also ist es, warum Sie mir nicht glauben wollen? Ich sage es Ihnen: Weil die Lüge oftmals leichter zu ertragen ist als die Wahrheit. Wegzuschauen ist viel einfacher zu ertragen und ich bin der letzte Mensch, der dies nicht versteht. Nur eines muss Ihnen auch bewusst sein: Wegschauen führt niemals Veränderungen herbei. Auf dieser Welt gibt es viel zu viele Wegschauer und ich bitte Sie inständig, hören Sie auf damit und haben Sie den Mut zur Wahrheit zu stehen. Ich weiß, es ist nicht einfach – doch gemeinsam ist es leichter zu ertragen. Und eines Tages kann es auch Ihnen passieren, dass die Diagnose Krebs, MS oder Parkinson heißt, und spätestens dann ist es zu spät für Sie, denn hinzusehen lernt man nicht an einem Tag, man muss es immer wieder üben, genauso wie das Erlernen einer Sprache.

Sollten Sie meine Worte in diesem Buch glauben, dann gehören Sie zu 99,9 % zum Establishment, das am System verdient ODER zu der Gruppe von Menschen, zu der auch ich mich zähle: zu den Menschen, die die Hoffnung nicht aufgegeben haben, die notwendigen Systemänderungen doch noch zu erreichen. Ich bin fest davon überzeugt, dass wir es erreichen können, dass Krebspatienten nicht mehr vergiftet werden, dass es ehrliche und unbestechliche Politiker geben wird und dass Menschen friedlich aufeinander zugehen können.

Doch wie wusste schon Lao-Tze: Jede Reise beginnt mit dem ersten Schritt. Und wenn wir nicht JETZT diese Reise beginnen, wann dann? Wie lange wollen wir noch machtlos zusehen? Wie viele Menschen müssen noch erbärmlich an Chemotherapien, Bypassoperationen und durch Medikamente sterben, die nur dazu dienen, dass das derzeitige System aufrecht erhalten wird? Vollkommen egal, ob dies jetzt aus finanziellen Gründen, zur Machterhaltung oder aus Gründen der Egobefriedigung geschieht. Es liegt an uns, dies zu ändern. Glauben Sie jetzt bitte nicht, dass Sie alleine nichts ausrichten können. Das stimmt nicht. Wenn Sie die Geschichte von Jesus über Gandhi bis Hitler genauer betrachten, so waren es immer einzelne Personen, die Großes erreichten, egal ob positiv oder negativ, wie bei Adolf Hitler. Auch die Revolution in der DDR ging zuerst einmal nur von wenigen Personen aus, und erst kurz vor deren Ende waren wirklich viele Menschen in den Straßen von Berlin, Leipzig und Dresden unterwegs. Und wenn Sie trotzdem glauben, dass Sie alleine nichts ausrichten können, dann denken Sie wenigstens öfter daran, was geschehen sollte – denn die Macht energetischer Denk-Felder ist größer als Sie ahnen.

Die Macht der Medizin

Erst wenn Sie richtig verstehen, wie das medizinische System funktioniert bzw. warum es so ist wie es nun mal ist, erst dann können Sie anfangen, sich zu überlegen, welche Therapien Sie machen sollen bzw. können. Alles andere ist absoluter Unsinn, denn wie sonst können Sie herausfinden, ob es derjenige, der Ihnen gegenüber sitzt, auch wirklich gut mit Ihnen meint?. Was nützt Ihnen ein überzeugter und guter Arzt, der Ihnen die falsche Therapie verordnet, nur weil er gar nicht weiß, dass die ihm vermittelten Informationen falsch sind? Wenn ich eines in den letzten Jahren gelernt habe, dann ist es das, dass es nichts Schlimmeres gibt als einen Rat von einem Arzt anzunehmen, ohne zu wissen, wer dieser Mensch ist. In vielen Fällen geht es gut oder ist zumindest nicht so schlimm, doch was ist mit all den chronischen Erkrankungen wie Krebs, Rheuma oder MS? Sich hier auf den Rat eines Arztes zu verlassen, ohne zu wissen WARUM der Arzt diesen Rat gibt, ist wie bei Roulette auf schwarz oder rot zu setzen.

Jetzt werden Sie vielleicht denken: „Aber ich kann doch nicht alles wissen, wofür haben die Ärzte denn dann studiert?“ Doch dieser Satz hilft Ihnen leider nicht weiter, denn es gibt so viel studierte Menschen und so viele von ihnen reden Unsinn. Der Grund hierfür ist eigentlich ganz einfach: Weil sie es nämlich nicht besser wissen, denn das was man an Universitäten so lernt, muss nicht immer dazu beitragen, dadurch auch in der Lage zu sein, die RICHTIGEN

Ratschläge zu geben. Denken Sie doch einmal an einen Onkologen. Natürlich kennt sich ein Arzt viel besser in Anatomie aus und weiß auch, welche Organe wir warum haben. Doch was weiß er eigentlich über Krebs? An Universitäten und Kliniken lernt er doch nur, dass man Tumore herausschneiden soll oder mit Chemotherapie bzw. Bestrahlung zerstören. Doch was ist, wenn die Theorie, dass Tumore unbedingt zerstört werden müssen, GRUNDSÄTZLICH falsch ist? Haben Sie sich niemals Gedanken darüber gemacht, warum jedes Jahr in Deutschland ca. 230.000 Menschen an Krebs sterben OBWOHL man deren Tumore meistens zuvor zerstört hat? Haben Sie sich jemals getraut sich die Frage zu stellen, ob so viele Menschen sterben, WEIL deren Tumore getötet werden? Jawohl getötet! Bevor Sie mich jetzt wieder für einen Extremdenker halten, möchte ich Ihnen erneut aus meinem „40er- Schatz" erzählen, damit Sie besser verstehen wovon ich hier eigentlich rede.

Meine Begegnung mit Rolf

Rolf Augenstein begegnete ich zum ersten Mal bei einer Clubsitzung im von mir so geliebten Hamburg. Obwohl die dortige Gruppe aus nur 8 Personen besteht, gehört sie trotzdem zu einer der weltweit aktivsten. Dies liegt vor allem daran, dass 5 Personen des Hamburger Clubs schon seit Jahren nichts anderes tun als zu forschen und für verschiedene andere Clubs auf der ganzen Welt Daten sammeln, recherchieren und auswerten. Rolf ist ebenfalls Mediziner und konnte, genauso wie ich, nicht mehr in einem Krankenhaus arbeiten, nachdem er „sehen" konnte. Der Begriff „sehen" wird im Club dann benützt, wenn jemand das System verstanden hat.

Da Rolf aus einer sehr wohlhabenden Familie stammt, konnte er es sich leisten, sich in sein schönes Haus in der Elbchaussee zurückzuziehen und sich ganz der Forschung zu widmen. Das Meeting mit ihm arrangierte ein Frankfurter Clubmitglied, mit dem ich mich angeregt über Leukämien unterhalten hatte. Obwohl ich damals noch kein Sehender war, war mir doch klar, dass Chemotherapien bei Leukämien nicht das Non-Plus-Ultra sein können. Andererseits kannte ich all die guten Statistiken, vor allem bei akuten lymphatischen Leukämien, bei Kindern, die ja beweisen können (wie ich damals noch glaubte), wie erfolgreich Chemotherapien sein können.

So trat ich also die Reise in mein geliebtes Hamburg an um dort Rolf zu treffen. Ich kann mich noch daran erinnern, dass wir uns zuerst über Buddhismus unterhielten, bevor wir zum eigentlichen Thema kamen: Leukämie. Um besser verstehen zu können, was an diesem Tag alles passierte, möchte ich vorausschicken, dass Rolf eigentlich kein Mann ist der gerne sehr viel redet. Und aus diesem Grund sagte er nur wenige Minuten, nachdem wir uns über Leukämien unterhalten hatten: „Kommen Sie mit. Sonst unterhalten wir uns morgen noch und wissen nicht wovon wir reden."

Rolf führte mich in sein Arbeitszimmer und bat mich an seinem Schreibtisch Platz zu nehmen. Dann holte er Berge von Akten aus einem Schrank und sagte, dass er kurz weggehen würde und ich mich ja so lange etwas kundig machen könnte. Hätte ich Rolf damals schon besser gekannt, wäre mir dieses Verhalten nicht absonderlich vorgekommen, aber ich kann mich noch gut daran erinnern, wie ich dachte, dass Rolf doch ein komischer Kauz wäre. Ich komme nach Hamburg um ihn zu sehen und er setzt mich einfach an seinen Schreibtisch um Akten zu wälzen. Da mir ja nichts anderes übrig blieb, ging ich die sehr gut aufgearbeiteten Fälle von Leukämien durch.

Alle Berichte enthielten auf Seite 2 die pathologischen Berichte, so dass die Diagnose gesichert war, dann wurden die Therapien beschrieben und danach gab es meist Bilder von den Patienten bzw. Berichte wie es ihnen heute geht. Da mir sehr schnell klar war, dass dies alles Fälle von Kindern waren, die anscheinend überlebt hatten, konzentrierte ich mich vor allem auf die Therapieseiten, weil ich natürlich wissen wollte, welche Therapien diese Kinder bekommen hatten. Meine Neugierde wurde jedoch nicht besonders befriedigt, da in den meisten Fällen in der Rubrik Therapie nur zwei Buchstaben standen: Z oder W. Natürlich war meine erste Frage an Rolf, als dieser zurückkam, was denn Z oder W für Therapien seien. Rolf lächelte und fragte mich, was ich denn glauben würde ‚was für Therapien es wohl wären. Ich murmelte etwas wie „keine Ahnung“, „eine spezielle Chemotherapie“ oder „ein geheimes Mittel“, doch Rolf lächelte nur und sagte mir ganz trocken: „Z bedeutet zusätzliche Therapien wie Ernährung oder Entgiftungstherapien und W bedeutet Warten.“

Während ich so dasaß und darauf wartete, dass Rolf jetzt noch mehr erzählte, fragte er mich stattdessen nur: „Wollen Sie auch einen Grünen Tee?“ In den Jahren darauf habe ich noch so manche Tasse Grünen Tee mit Rolf getrunken, doch damals nervte mich das Ganze ungemein und etwas unfreundlich sagte ich nur: „Wollen Sie mir jetzt wirklich erzählen, dass all diese Fälle mit W nichts anderes getan haben als abzuwarten?“ Während ich diese Zeilen schreibe, muss ich innerlich darüber lachen wie, unwissend ich doch damals war und wie wenig ich wirklich über Selbstheilungskräfte wusste. Rolf blieb sehr ruhig und fragte mich nur, was ich denn so alles über Leukämien wüsste. Ich antwortete ihm eben all das, was so jeder einigermaßen gebildete Arzt ebenfalls wissen sollte über Blastenbildung, Knochenmarksbiopsien und -transplantationen sowie Chemotherapien. Was ich Rolf nicht erzählte, war, dass ich erst wenige Tage zuvor 2 Bücher über die Behandlung von Leukämien gelesen hatte, weil ich nicht so unwissend nach Hamburg fahren bzw. etwas klüger dastehen wollte.

Rolf hörte mir aufmerksam zu, um dann in einem harten Ton zu sagen: „Ich werde Ihnen jetzt Studien zeigen, die niemals das Licht der Welt erblicken werden. Obwohl wir alle den Holocaust an Juden kennen, mit all den Folterungen und Vergasungen, möchten wir trotzdem lieber glauben, dass es solche Studien nicht gibt. Doch wir vergessen dabei leider, dass Juden in Deutschland nicht die einzige Minderheit auf dieser Welt waren, sondern es überall auf der Welt Minderheiten gibt, die man „gerne" zu solchen bestialischen Studien heranzieht. Ihnen brauche ich ja wohl nicht zu erzählen, wie es z. B. in Gefängnissen in Russland oder China zugeht. Mein Spezialgebiet sind Leukämien und ich habe Ihnen einmal ein paar Papiere zusammengetragen."

Während Rolf noch einen Stapel Papiere ordnete, machte ich mir Gedanken, was jetzt wohl kommen würde, doch wie schon so oft in meinem Leben, war ich nicht wirklich gut vorbereitet, denn schon die erste Studie schlug mir schwer auf den Magen. In dieser Studie aus einem europäischen Land welches seit 2007 sogar zur EU gehört, wurde Eltern erklärt, dass ihre Kinder eine akute Leukämie hätten, obwohl das

Blutbild normal war. Der Hintergrund war, dass man herausfinden wollte, wie gesunde Kinder die übliche Prozedur einer Leukämiebehandlung überstehen. Wir brauchen wohl nicht zu diskutieren, wie menschenverachtend solch eine Studie ist, doch aus verschiedenen Schriftwechseln geht wenigstens hervor, dass die Ärzte glaubten, dass die Anzahl „der Verluste“ sich doch sehr in Grenzen halten würde.

Ich war jedoch schockiert, als ich las, dass in dieser Studie 34 % der Kinder (oder anders ausgedrückt: 68 Kinder!) durch die Therapie! starben. Bis heute bin ich immer noch nicht so abgebrüht, dass es mir nicht auf den Magen schlägt, wenn es um Kinder geht. Gemeinsam mit Rolf ging ich all die Akten durch und jedes Mal wenn ich anfangen wollte, mich darüber aufzuregen, dass sogar Kinder Opfer dieser „Wissenschaftler“ wurden, dann sagte Rolf nur: „Wir können diese Studien nicht mehr ändern, lassen Sie uns lieber anschauen, was wir daraus lernen können.“ Und das war wirklich sehr viel.

Was aus den Studien nämlich hervorging, war die Tatsache, dass gerade akute lymphatische Leukämien am besten OHNE Chemotherapien zu behandeln sind. In manchen Studien hatten sogar ALLE Kinder überlebt. Doch wie war das möglich? Ein weiteres Mal wackelte mein medizinisches Weltbild. Waren Leukämien etwa auf einmal keine tödliche Krankheit mehr? Oder waren die Studien gefälscht? Da sie jedoch zum Teil auf Originalpapieren standen, schloss ich das zuerst aus. Aber wie war es dann möglich? Rolf sah mir wohl meine Verwirrung an und sagte zu mir, dass es jetzt wohl an der Zeit sei, dass wir uns bei einer Tasse Grünem Tee in die Bibliothek setzen und ich mir in Ruhe anhören sollte, was er denn so in den letzten Jahren herausgefunden hatte.

Nachdem wir es uns gemütlich gemacht hatten und Rolf seine Tasse Tee, wie fast immer, mit wenigen Zügen leergetrunken hatte, bat er mich darum, einfach nur ein paar Minuten zuzuhören und versprach mir, dass ich danach sehr viel mehr über die Medizin im Allgemeinen und über Leukämien im Speziellen wissen würde. Ich konnte es nicht mehr erwarten und einige seiner Sätze kann ich noch heute, so viele Jahre später, fast wörtlich zitieren – so sehr haben sie mich beeindruckt.

„Herr Yoda, ich weiß, dass Sie Professor sind und auch wenn Onkologie nicht Ihr Spezialgebiet ist, so scheinen Sie doch einiges über Leukämie zu wissen. Doch bevor ich ins Detail gehe, muss ich etwas ausholen, damit Sie besser verstehen können, worum es mir wirklich geht. Ich bin viele Jahre selbst Arzt an einer hiesigen Klinik gewesen und habe wahrscheinlich, genauso wie Sie, Dienst am Menschen und Dienst für die Klinik gemacht. Bis der Tag kam, an dem mich mein einziger Sohn in der Klinik besuchte und er total davon begeistert war, wie ich menschliches Blut unter dem Mikroskop betrachtete. Da er darauf bestand, dass ich auch sein Blut untersuchen sollte, nahm ich ihm nicht nur ein paar Tropfen Blut für das Mikroskop ab, sondern auch noch genügend Blut um ein großes Blutbild zu machen. Diese Entscheidung kostete meinen Sohn fast das Leben und beendete gleichzeitig auch meine medizinische Karriere, denn bei der Blutuntersuchung kam heraus, dass mein Sohn Leukämie hatte. Daraufhin kam ich, wie die meisten Eltern auch, in die „üblichen" Abläufe bei solch einer Erkrankung, die da hießen, viele Untersuchungen, Biopsien usw. mit dem Endergebnis Chemotherapie.

Ich war zum damaligen Zeitpunkt absolut sicher, dass mein Sohn wieder gesund werden würde und dass die Chemotherapie die einzig richtige Entscheidung wäre. Bis zu dem Zeitpunkt, als meine Frau sagte: „Robert bekommt keine Chemotherapie". Zuerst dachte ich nur, dass meine Frau einfach mit der ganzen Situation überfordert wäre, aber dann begann sie mir zu erzählen, dass eine ihrer Freundinnen als Krankenschwester auf einer onkologischen Kinderstation arbeiten würde und ihr davon berichtet hätte, dass fast jedes zweite Kind dort sterben würde. Ich wollte sie beruhigen und begann damit ihr zu erzählen, wie erfolgreich moderne Chemotherapien heute wären, da verließ sie den Raum und kam mit einem Stapel Papier zurück, aus dem hervorging, dass über 50 % der Kinder, die in den letzten Jahren auf dieser Station behandelt wurden, nicht mehr am Leben waren.

Meine Frage, wie sie denn an diese Papiere gekommen wäre, beantwortete sie nur mit einem „egal woher" und gab mir erneut unmissverständlich zu verstehen, dass sie niemals erlauben würde, dass unser Sohn all diese Giftstoffe bekommen würde. Dann berichtete sie mir davon, dass auch ihre Freundin die offiziellen Statistiken kennen würde, doch seit vielen Jahren eigene Nachforschungen angestellt hätte und zu ganz anderen Zahlen gekommen wäre. Die nächsten Stunden und Tage waren durchzogen von unschönen Diskussionen mit meiner Frau und den Onkologen an unserer Klinik, und erst heute ist mir bewusst, dass wir unseren Sohn, um den es eigentlich ging, fast vergessen hatten."

Ich erlaubte mir erstmals Rolf zu unterbrechen und ihn zu fragen, ob er sich denn nach anderen Therapien erkundigt hätte, aber er antwortete nur: „Natürlich nicht. Die Frage, ob

Chemotherapie ja oder nein kam mir gar nicht in den Sinn, da mir jeder Arzt versicherte, dass dies die einzig richtige Therapie für meinen Sohn wäre. Nach mehreren Tagen blieb ich morgens zu Hause und sagte meiner Frau, dass ich etwas Ruhe benötigte, um besser nachdenken zu können. Und während ich am Frühstückstisch saß, fielen mir die Worte des besten Freundes meines Vaters ein: Rolf, wenn du mal als Arzt nicht mehr weiter weißt, dann kannst du immer zu mir kommen. Dieser Freund meines Vaters war Psychologe und ein Mann, den ich als Jugendlicher immer sehr bewundert hatte, weil er, im Gegensatz zu meinen Eltern, immer gut gelaunt war. Ich rief ihn an und fragte ihn, ob ich ihn treffen könnte und er sagte zu mir: “Ich wusste, dass du eines Tages so weit sein würdest”. Natürlich hatte ich den Satz damals noch nicht verstanden, aber ich kann mich noch daran erinnern, dass ich ein gutes Gefühl hatte, als ich zu ihm fuhr.“

Ich unterbrach Rolf erneut und fragte ihn, ob dieser Mann ihn in den Club gebracht hatte und er antwortete: „Ja, ich kürze die ganze Geschichte etwas ab. Dieser Freund brachte mich in den Club und er war es auch, der mich davon überzeugte, dass Leukämie etwas ganz anderes ist, als DIE tödliche Krankheit, als die sie immer herhalten muss.“

Ich konnte es nun nicht mehr erwarten und fragte ihn natürlich: „Aber wenn Leukämie gar keine gefährliche Krankheit ist, warum sterben dann so viele daran, und was bitteschön ist es dann?“ Rolf erwiderte: “Haben Sie noch etwas Geduld, ich komme gleich zu diesem Punkt. Wo waren wir stehen geblieben, ach ja, ich wurde Mitglied im Club und Ulrich, der Freund meines Vaters, zeigte mir seine Krebsforschungen, zu denen auch all die Unterlagen über Leukämien gehörten”. Die nächsten Tage verbrachten wir dann damit, gemeinsam, all diese Unterlagen durchzugehen, und ich konnte wirklich nicht glauben, was ich da sah. Die Details würden Sie zwar ganz bestimmt nicht langweilen, aber der Umfang ist so groß, dass es mir schwer fällt, alles in wenige Worte zu fassen. Da gab es Protokolle von Labors, die Aufträge von Regierungen und Pharmafirmen erhielten, um den Einfluss von Chemikalien auf das Knochenmark zu testen. Was sich zuerst einmal wie tägliche Arbeit anhört, war in Wirklichkeit die Aufforderung dies mit „lebenden Probanden“ zu tun. Das Wort Proband im Austausch mit dem Wort Mensch fiel öfters. Äußerst interessant fand ich auch Tonbandaufnahmen von Sitzungen, in denen Pharmafirmen große Parteispenden in Aussicht stellten, damit Medikamente schneller bzw. überhaupt zugelassen wurden.

Etwas anderes war mir ebenfalls nicht bewusst. Ich dachte immer, dass die Geschichte der Chemotherapie erst durch den Einsatz von Senfgas im zweiten Weltkrieg bzw. durch die ersten Veröffentlichungen des Arztes Peter Alexander 1944 begann. Schon damals war natürlich bekannt, dass Giftgase in der Lage sind, wichtige Enzyme zu blockieren, die einen Abbau von Neurotransmittern blockieren und somit Rezeptoren belegen. Der Einsatz von Giftgas geht jedoch schon zurück auf das Jahr 1914, als deutsche Soldaten in Frankreich Dianisidinsalze benützten und die Franzosen dies mit Bromessigester beantworteten. Danach kamen Xylyl- bzw. Xylylenbromide, Chlorgas, Phosgen, Diphosgen, Blausäure, Jodessigester und Clark 1 bevor dann in der Nacht vom 12. zum 13. Juli 1917 zum ersten Mal Senfgas (Gelbkreuz) bei Ypern von den Deutschen eingesetzt wurde.

Rolf zeigte mir Forschungen aus den 20er- und 30er-Jahren, aus denen ganz klar hervorgeht, dass man schon damals mehr wusste, als Peter Alexander 1944 veröffentlichte. Und schon viele Jahre bevor Goodman, Rhoads und Jakobson 1946 ihre eigenen Ansätze beschrieben, wurden Patienten mit Blutveränderungen (damals nannte man es noch nicht Krebs) Senfgas und andere Giftstoffe verabreicht und genauestens dokumentiert. Die meisten Patienten starben natürlich sofort an der Therapie, was „Ärzte" (falls man dieses Wort für diese Menschen damals überhaupt benutzen kann) anscheinend jedoch nicht besonders störte, da ein Arzt im Protokoll schrieb: „Durch die hohe Todesrate haben wir genügend Material für unsere Forschungen mit Knochenmark". Was immer man von diesen Ärzten halten will, eines waren sie jedoch nicht: geldgeil. Dieses Prädikat haben sich dann Ende der 40er-Jahre gleich mehrere „Forscher", Pharmafirmen und Bundesminister an die Brust geheftet, wie aus den Unterlagen hervorging. Hier kauften sich geldgierige Manager gleich reihenweise Politiker und Forscher, welche schon damals Studien fälschten. Was daraus dann wurde, wissen wir ja inzwischen.

Chemotherapeutika wurden OHNE auch nur den Hauch eines Beweises als offizielle Medikamente gegen Bluterkrankungen zugelassen. Das Problem mit Bluterkrankungen ist jedoch bis heute, dass es gar nicht sehr viele Menschen mit solchen Erkrankungen gibt und deshalb besann man sich recht schnell, zu überlegen, in welche Gruppe von Erkrankungen man denn Bluterkrankungen „unterbringen" könnte. Aus vielerlei Überlegungen heraus (keine Standardtherapie, zunehmende Patientenzahlen ...) setzte sich dann die Gruppe

„Krebs“ durch und seither gehören Bluterkrankungen ganz einfach in die Gruppe Krebs. Zuvor waren dies absolut unterschiedliche Erkrankungen und keinem Arzt wäre es vor dem Zweiten Weltkrieg eingefallen, Bluterkrankungen auf die gleiche Art wie Krebs zu behandeln.

Dieser unglaubliche Schachzug öffnete Geldgebern (Firmen) und Geldnehmern (Politiker und Forscher) auf einen Schlag neue Möglichkeiten des Geldverdienens. Denn jetzt war es einfach, Politkern und der Öffentlichkeit zu erklären, dass wenn man Bluterkrankungen mit Chemotherapien behandeln könnte, dann wäre dies auch mit „anderen Krebserkrankungen“ möglich.

Somit war der Siegeszug der zelltötenden, anstatt zellaufbauenden, Therapien nicht mehr aufhaltbar und, gemeinsam mit den schon bekannten Möglichkeiten der Bestrahlungstherapien, glich das Ganze einer Lizenz zum Gelddrucken. Hinzu kam, was Politiker intern gerne „Staatsdruck“ nennen. Nachdem sich Politiker kaufen ließen und jahrelang gegenüber der Öffentlichkeit behaupteten, dass es durch Chemotherapie und Bestrahlungen Heilungen bei Krebs geben würde, konnte man dann in den 60er- und Anfang der 70er- Jahre nicht mehr zurück und behaupten, dass man die Jahre zuvor ganz einfach Nonsens geredet hatte. Es gibt Unterlagen, in denen man lesen kann, dass es unter Bundeskanzler *Konrad Adenauer* durchaus Bemühungen gab, den Chemotherapieweg zu verlassen, doch dies wurde leider mit großzügigen „Abfindungen“ gekippt und ab Mitte der 70er-Jahre war das Ganze dann nicht mehr zu stoppen.

Heute, im 21. Jahrhundert, sind wir bei dem Thema Aids genauso weit wie die Mitläufer Konrad Adenauers vor 40

Jahren. Die Regierung weiß ganz genau, dass es hier keinen HI-Virus gibt, der Aids erzeugt, aber was soll man denn der deutschen Bevölkerung sagen? Vielleicht: „Entschuldigung lieber deutscher Bürger und Wähler. Es tut uns Leid, dass wir fast 15 Jahre lang eine Lüge verbreitet haben, die vielen Menschen das Leben gekostet hat und an der sich noch mehr Menschen bereichert haben." Die Konsequenzen aus diesem Tun kämen einer Katastrophe gleich, denn wenn die deutschen Bürger wissen würden, dass sie jahrelang belogen wurden, dann würden sie ganz bestimmt keinem Politiker, keinem Arzt und keinem Forscher mehr etwas glauben. Bei jeder neuen Entdeckung würden sie sagen: „Oh, ja, wie damals bei Aids". An diesem Punkt bin ich übrigens mit meinen Clubmitgliedern absolut einig.

Die deutsche Bevölkerung ist weit davon entfernt, diese Wahrheit zu verkraften. So hart es klingt, aber es ist besser jährlich ein paar Hundert „Aids-Tote" in Deutschland zu beklagen, als das was passieren würde, wenn Millionen Deutsche verstehen würde, was Aids wirklich ist. Andererseits findet in Afrika ein Holocaust statt und Menschen wie der afrikanische Präsident Mbeki tun mir Leid, weil sie politisch nichts dagegen tun können. Sollten Sie sich für einen wirklich mutigen Menschen halten, dann beginnen Sie doch einmal sich intensiv mit dem Thema Aids und Afrika auseinanderzusetzen und Sie werden sehr schnell erkennen, wie Recht ich habe, da das Thema Aids „relativ" einfach zu durchschauen ist, viel einfacher als z. B. Krebs. Ich gehe hier bewusst nicht näher auf das Thema Aids ein, weil ich glaube, dass ein einigermaßen intelligenter Mensch sehr schnell selbst auf all die Widersprüche stoßen wird, wenn er sich dafür interessiert. Und für die Einfältigen dieser Erde habe ich mein Buch sowieso nicht geschrieben.

Chemotherapien zuzulassen war jedoch nicht das einzige Problem der Regierung. Durch die immer stärkere Abhängigkeit von Parteispenden war man gezwungen, Pharmafirmen deren Wünsche sozusagen von den Lippen abzulesen. Vor allem der Einfluss in Amerika, Frankreich, England und in Deutschland war (und ist) so groß, dass diese Firmen sozusagen ganz alleine bestimmen können, welche Medikamente sie verkaufen wollen und was Krankenkassen zu bezahlen haben. Auf die Rolle der Krankenkassen möchte ich ebenfalls nicht näher eingehen, weil ich weiß, dass diese absolut unwichtig sind, weil sie sowieso nichts zu sagen haben und schon immer nur ein „Systemanhängsel" sind. Die ganzen Diskussionen über größere Einsparungen usw. sind eine reine Farce und im Grunde genommen nicht mal wert darüber zu sprechen. Jede Sekunde, die man über den Einfluss von Krankenkassen diskutiert, ist eigentlich nichts anderes als verlorene Lebenszeit und deshalb höre ich auch sofort wieder damit auf.

Rolf erklärte mir noch, dass es bei Kindern extrem wichtig ist, das Regulationssystem in Ruhe zu lassen, anstatt es mit Chemotherapien zu zerstören. Er erzählte mir auch, dass durch die geringe Anzahl an Leukämien die Gewinne der Pharmafirmen durch Kinder eigentlich unbedeutend sind im Vergleich zu anderen Krebsarten. Doch für Werbekampagnen sind kahlköpfige Kinder das Non-Plus-Ultra und viele Menschen auf der ganzen Welt verbinden das Wort Krebs mit einem Kind ohne Haare auf dem Kopf. Dieses Bild wurde vor Jahren bewusst auf der ganzen Welt verbreitet und auch heute noch werden vor Weihnachten ähnliche Bilder während der Spendengalas gezeigt, um Menschen zum Spenden anzuregen. Würden die Spender wissen, wofür dieses Geld dann wirklich ausgegeben wird, sie würden mit ihrem Geld sicher anderes tun.

Meine Tage mit Rolf vergingen wie im Fluge und ich weiß noch, wie ich auf dem Heimflug im Flugzeug dachte: Nein, ich will all diese Dinge gar nicht wissen. Wie soll ich als Arzt mit dem Wissen weiterleben, dass es überall auf der Welt Bestien in weißen Kitteln gibt. Ich WOLLTE es nicht, konnte es gleich-zeitig aber auch nicht mehr vergessen. Ähnlich wird es wahrscheinlich Ihnen jetzt gehen und ich bin der Letzte der nicht verstehen kann, wenn Sie mir lieber nicht glauben wollen. Doch auch Sie sind zukünftig gezwungen, mit diesem neuen Wissen zu leben und ich möchte Ihnen deshalb noch etwas mit auf den Weg geben, um das in diesem Buch Gelesene besser verdauen zu können.

Akzeptieren Sie, dass die Welt voller Menschen ist, für die das Leben eines anderen nicht besonders viel Wert hat. Diese Menschen haben immer „gute Argumente“ dafür, dass es OK ist zu töten, um, wie es Freud ausgedrückt hätte, vor ihrem Über-Ich bestehen zu können. Diese Argumente können sein, dass man im Krieg ist, dass der andere einem ein zu großes Leid angetan hat, für die Forschung usw. Nur wenn Sie das akzeptieren, dann können Sie auch verstehen, wie schön die Welt gleichzeitig ist. Es gibt viel mehr gute Menschen als Mörder und je positiver Sie Ihr eigenes Leben gestalten, desto größer ist Ihr persönliches Lebensglück. Ich hatte das große Glück, in Paul und Timothy zwei Musterbeispiele erleben zu dürfen, wie man mit diesem Wissen sehr glücklich leben kann.

So blieben mir Depressionen und unkontrollierbare Wut erspart. Verdrängen Sie also nicht die Realität, denn alles Verdrängte schafft sich auf einem anderen Weg Luft. Diese Reaktionsmuster laufen leider fast immer unbewusst ab und deshalb ist es wichtig, die Realität anzuschauen, sie zu akzeptieren und sich mit ihr sein Lebensglück zu kreieren.

Gerhard und die Liebe

Wie verrückt unsere Welt ist und wie wir durch Werbung manipuliert werden, möchte ich Ihnen einmal an einem „kleinen“ Beispiel aufzeigen: Margarine. Die deutsche Regierung weiß schon seit über 50 Jahren, dass Margarine, über viele Jahre eingenommen, extrem gesundheitsschädlich ist. Dies geht aus vielen Papieren hervor, die ich teilweise sogar im Original einsehen konnte. Da man jedoch der Industrie aus politischen Gründen freie Hand lassen musste, war man gezwungen mit anzusehen, wie diese so frech wurde und Margarine auch noch als Gesundheitsprodukt verkaufte (und heute ja immer noch macht).

Dies war dann doch schon in den 60er-Jahren einigen Politikern zu viel und sie begannen damit, sich dagegen zu wehren. Ich habe Protokolle dieser Sitzungen bzw. die Namen dieser Personen bis heute in meinem Safe. Von 6 Mitgliedern einer Sitzung im Jahre 1961 starben innerhalb von 2 Monaten 4 Mitglieder und 2 ehemalige Gegner traten kurze Zeit später als vehemente Verfechter FÜR Margarine auf. Mehrere Jahre später (1967) starben erneut einige Margarine-Gegner „viel zu früh“ und in einem Brief von 1968 steht wörtlich: „Wir gehen davon aus, dass es auch in Ihrem Interesse ist, das es kein zweites 1967 geben muss und dass wir unsere unterschiedlichen Meinungen den Gegebenheiten anders angleichen können“.

Was sich für Außenstehende nichtssagend anhört, war in Wirklichkeit Teil eines Briefes an einen der größten Margarine-Gegner und Forscher auf diesem Gebiet, Gerhard Schanzler. Als ich ihn kennen lernte, war er leider schon ein gebrochener Mann. Doch wie andere Clubmitglieder mir erzählten, ließ er sich früher von niemandem einschüchtern. Über viele Jahre hinweg verließ er sein privates Haus und Labor nur, wenn er musste, er war ein Einzelgänger und unterhielt sich mit anderen niemals über sein Privatleben. Seine Forschungen wurden zuerst von den Menschen bezahlt, die ihn später ruinierten, Mitglieder der deutschen Regierung und eine deutsche Pharmafirma.

Seine Hauptaufgabe war die Erforschung von Fettsäuren und neben Koryphäen wie *Dr. Johanna Budwig* oder *Dr. Albert Szent-Györgyi* galt er nicht nur in Deutschland als Ausnahmetalent der internationalen Forschung. Sein Leben änderte sich 1966 radikal, als ihm anonym Protokolle zugestellt wurden, aus denen hervorging, dass man seine Laborarbeit nicht dazu benutzen wollte, um bessere Fette herzustellen, sondern nur, um gegen eventuelle Prozesse vorbereitet zu sein. Prozesse, in denen Menschen gegen die Hersteller von Margarine klagen, weil sie krank wurden. Herr Schanzler war, wie er selbst sagte: „Über Wochen hinweg verwirrt“ und begann dann auf eigene Faust zu recherchieren. Ich erspare Ihnen die Details seiner Suche und komme gleich zum Ergebnis. Nach 4 Monaten fand er heraus, dass es im gleichen Haus ein anderes Labor gab, von dessen Existenz er genauso wenig etwas wusste wie von den Aufgaben der Mitarbeiter. Und wäre ihm nicht der berühmte Zufall, hier in Gestalt der Liebe (genauer gesagt in der Gestalt der jungen Chemikerin

Anna Karnikowa), zu Hilfe gekommen, er wäre niemals dahinter gekommen, wofür er eigentlich bezahlt wurde.

Anna Karnikowa war eine deutschstämmige Ukrainerin, die erst seit 2 Jahren in Deutschland lebte. Wie sich später herausstellte, war sie Teil eines „Austauschprogrammes" zweier Firmen, die beide das gleiche Interesse hatten. Dies ist grundsätzlich und vor allem heute nichts besonderes mehr. Aber bitte erinnern Sie sich noch einmal daran welches Jahr wir hatten: 1966. Die UdSSR war der größte Feind Deutschlands und während der Bevölkerung täglich Angst vorm erneuten Einmarsch der Russen vorgegaukelt wurde, um ein größeres Militärbudget durch den Bundestag zu bringen, hatten Regierungen und Firmen Austauschprogramme, welcher Art auch immer.

Doch womit niemand gerechnet hatte, war die Liebe. Diese einzigartige Manifestation freier Energie traf Anna und Gerhard mit voller Wucht und innerhalb weniger Wochen bauten die beiden eine Vertrautheit und Innigkeit auf, wie man sie sonst nur von verliebten Teenagern kennt. Obwohl beide strengste Verträge unterschrieben hatten, in denen das Wort „Geheimnisträger" gleich mehrmals vorkam, war die Liebe und die damit verbundene Neugier alles über den anderen erfahren zu wollen, wichtiger als eine Unterschrift auf einem Stück Papier. Vor allem Anna riskierte damit sehr viel, denn es war ihr sehr wohl bewusst, dass sie nicht wegen ihrer schönen braunen Augen in Deutschland war, sondern wegen ihres hohen IQ, ihrem chemischen Spezialwissen und wegen irgend eines übergeordneten Interesses zwischen den Staaten Deutschland und der UdSSR, das sie jedoch nicht kannte. Und so kam es, dass Gerhard von Annas geheimer Arbeit erfuhr und Anna von Gerhards Arbeit. Was beide für absolut unmöglich hielten, stellte sich als bittere Realität heraus. Während Gerhard Grundlagenarbeit der Fettforschung betrieb, war es Annas Aufgabe, neue Produkte für die Nahrungsmittel- und Pharmaindustrie herzustellen. Im Gespräch fanden die beiden jedoch heraus, dass Anna permanent mit falschen Informationen „gefüttert" wurde. Was Gerhard über Jahre mühselig erforschte und in Hunderten von Berichten festhielt, wurde einfach gefälscht bevor es in Annas Hände kam.

So entwickelte Anna neue Verfahren zur Herstellung von Margarine, aber auch von anderen Produkten. Während sie davon ausging, dass diese Produkte zwar nicht besonders gesund sind, aber wenigstens auch nicht besonders gesundheitsschädigend, wusste Gerhard ganz genau um die Gefährlichkeit. Er ging jedoch immer davon aus, dass seine Forschungen in der Produktion berücksichtigt würden, so wie es ihm ja über Jahre immer wieder erzählt wurde. Doch als Anna ihn über die genauen Produktionsvorgänge aufklärte, steigerte sich Gerhards Mischung aus Wut, Angst und Verwirrtheit ins Unermessliche. Beide überlegten tagelang hin und her, was sie jetzt mit diesem neuen Wissen machen sollten. Am Ende entschieden sie sich dann für den, aus heutiger Sicht, wohl ungünstigsten Weg: Das Gespräch mit einem von Gerhards Vorgesetzten.

Klaus Obermeier war der einzige Mitarbeiter im Institut, mit dem Gerhard per Du war. Ihm vertraute er, weil Klaus ebenfalls ein begnadeter Chemiker und Physiker war. Er hörte sich sehr genau an, was die beiden zu sagen hatten und war selbst sehr überrascht. Er versprach das Ganze in einer

Sitzung mit den Verantwortlichen der Firma ins richtige Licht zu bringen. Doch das in Klaus gesetzte Vertrauen stellte sich nur wenige Tage später für Gerhard und Anna als lebensverändernden Fehler heraus. Als Gerhard Anna am Samstag morgen zum üblichen Markteinkauf abholen wollte, war Anna verschwunden und tauchte auch bis Montag nicht mehr auf. Doch das Geheimnis um Annas Verschwinden sollte sich schnell aufklären. Am Montag ließ Klaus den immer noch verstörten Gerhard als erstes in sein Büro rufen um ihm mitzuteilen, dass Annas Austauschprogramm zu Ende sei und sie wieder zurück in die Ukraine gegangen wäre. Gerhard stand erbost auf und sagte nur: „Ihr habt sie umgebracht ihr Schweine“ und ging direkt zur Polizei.

Diese ging mit Gerhard zurück zur Firma und Klaus bot den Polizisten an, mit Anna in der Ukraine zu telefonieren. Es dauerte über eine Stunde bis die Verbindung endlich zu Stande kam und zu Gerhards großer Überraschung war wirklich Anna am anderen Ende. Sie erklärte den Polizisten, dass sie selbstverständlich freiwillig zurück in ihre Heimat gegangen wäre und sagte mit weinerlicher Stimme zu Gerhard nur: „Es tut mir alles so Leid.“ Gerhard erfuhr niemals in seinem Leben, was mit Anna geschah. War sie ein Spionin? War die ganze Liebe nur gespielt? Wurde sie gezwungen zurückzugehen? Und wenn ja, war Gerhards Leben vielleicht das Druckmittel? Fragen über Fragen schwirrten in Gerhards Kopf herum. Seine sofortige Entlassung mit gleich mehreren Drohungen was passieren würde, wenn er Firmengeheimnisse weitergäbe, empfand er eher als Erleichterung, denn als Last. Womit jedoch niemand gerechnet hatte, war, dass Gerhard seine Forschungsarbeiten gleich an mehrere bedeutende

Wissenschaftler sandte, darunter an Größen wie *Linus Pauling, Albert Szent-Györgyi* oder *Johanna Budwig* in Deutschland. In diesen Schreiben erklärte er seine neuesten Forschungen, in denen die Gefährlichkeit von Transfettsäuren erklärt wird und bis ins kleinste Detail Tier- und Humanforschungen beschrieben.

Als ich die Papiere viele Jahre später zum ersten Mal in den Händen hielt, wollte ich einfach nicht glauben, dass der Inhalt echt ist. „Nein, nein, nein" ging es in meinem Kopf herum. Es kann doch nicht wahr sein, dass Firmen, gedeckt von Regierungen, bewusst Substanzen in Umlauf bringen, von denen Sie wissen, dass diese die Zellatmung deutlich verringern und die Zellmembranen aller Zellen verändern. Dies bedeutet nämlich, dass Krankheiten wie Krebs, Herz-Kreislauf, Diabetes oder Rheuma Tür und Tor geöffnet würde und Millionen von Menschen an chronischen Krankheiten würden leiden müssen. Doch es kam noch schlimmer. Gerhards Arbeiten zeigten, dass nicht nur Transfettsäuren die Übeltäter waren, sondern noch 18 weitere Stoffe, darunter z. B. veränderte, künstliche Vitamine, die genau das Gegenteil von dem tun, was die Marketingabteilungen der Verkäufer dieser Produkte behaupten.

Heute verstehe ich auch besser, wie mutig eine Frau wie *Dr. Johanna Budwig* war, die schon in den 50er- und 60er-Jahren nicht nur auf die Gefahren von Transfettsäuen hinwies, sondern sogar den Mut aufbrachte, zu veröffentlichten, dass die deutsche Regierung sehr wohl um die Gefahren von Transfettsäuren weiß, jedoch aus, nennen wir sie mal, politischen Gründen nichts dagegen unternahm. Auch *Mary Enig* in den USA gehört heute zu den wenigen mutigen Streitern in den USA. Obwohl ich sie privat nicht kenne, so kann man aus ihren Publikationen trotzdem erkennen, dass sie zumindest um die chemischen Probleme dieser Substanz Bescheid weiß und ab Sommer 2007 sollen Transfettsäuren zumindest in New York verboten werden. 50 Jahre nachdem z. B. eine Frau *Dr. Johanna Budwig* vor dieser Substanz gewarnt hat und 40 Jahre nachdem die deutsche Regierung Transfettsäuren verbieten wollte (Ich bin mir sicher, dass wir eines Tages das Wort Transfettsäuren mit Chemotherapie ersetzen können, vielleicht im Jahr 2065? Tragen Sie Ihren Teil bitte dazu bei, dass wir nicht so lange warten müssen)!

Millionen von Menschen essen also Produkte, von denen sie annehmen, dass sie der Gesundheit förderlich sind, doch in Wahrheit ERZEUGEN genau diese Produkte Krankheiten. Hier werden also zwei Fliegen mit einer Klappe geschlagen. Die Marketingleute verkaufen billige Produkte mit falschen Versprechungen sehr teuer und über Vernetzungen verdienen die gleichen Leute später auch noch an kranken Menschen.

Gerhard klärte uns auch über das oberste Gesetz dieser Firmen auf, das mir vorher nie bewusst war. Dieses Gesetz heißt: „Langfristige Schädigungen sind kurzfristigen vorzuziehen.“ Wobei kurzfristig hier ebenfalls schon in Monaten bzw. oftmals sogar in Jahren gemessen wird. In Annas Abteilung wurden also Wirkstoffe, oder sollte ich sagen Giftstoffe, erfunden und produziert, die langfristig eingenommen schwerste Gesundheitsschädigungen hervorrufen, wie Gerhard in all seinen Forschungen jahrelang bewiesen hat. Damit es hier keine juristischen Angriffspunkte geben kann werden diese Wirkstoffe dann entweder so verdünnt oder verändert, dass man sie zur Produktion noch sinnvoll einsetzen kann. Anders ausgedrückt könnte man auch sagen: Arsen in kleinsten Mengen.

Während ich mich nach 4 ereignisreichen Tagen mit Gerhards Papieren wieder auf den Rückweg machte, musste ich im Zug noch lange an ihn denken. Da lebt ein Mann sein ganzes Leben für die Wissenschaft. Dann begegnet er der Liebe seines Lebens und wenige Wochen später ist sein gesamtes Leben zerstört. Gerhard hat Anna leider nie wieder gesehen oder auch nur etwas von ihr gehört. Am Anfang hat er noch viel unternommen um sie wieder zu finden, aber die Mauer zur UdSSR war 1966 noch zu hoch und nachdem ihm zwei Jahre später unmissverständlich klar gemacht wurde, dass es an ihm läge zu verhindern, ob es ein erneutes 1967 (mehrere Todesfälle) geben würde, resignierte er und zog sich aus der offiziellen Forschung zurück.

Gerhard hatte 1968 erneut den Fehler gemacht und einem, wie er meinte, unabhängigen Forscher einen Teil seiner Ergebnisse zur Verfügung gestellt. Dieser verriet Gerhard jedoch und so kam es zu dem schon oben erwähnten Brief. Seine Genialität hatte er jedoch nicht verloren und es waren Freunde von Paul Berger, die ihm danach unabhängige Forschungen bis an sein Lebensende hin finanzierten. Wirklich Neues hat er aus meiner Sicht später nicht mehr entdeckt, aber seine Befürchtungen hat er in verschiedenen Forschungen bestätigt bekommen.

Ich war zuerst einmal geschockt, verstört, wütend und am Schluss nur noch traurig, nachdem ich Gerhards Arbeiten verschlungen hatte. Am Wochenende traf ich, Gott sei Dank, dann Paul Berger im Club und erzählte ihm von meinem Schock und dass ich nicht glauben kann, dass Firmen und

Regierungen solche Schweinereien zulassen. Zu meiner großen Verwunderung sagte Paul dann zu mir: „Das tun sie auch nicht, dies ist nur systembedingt möglich“. Ich konnte mir damals einfach noch nicht vorstellen, wie Systeme funktionieren und Paul nahm mich mal wieder „an der Hand“ und war erneut in der Lage, mir hochkomplizierte Vorgänge in einfachen Worten zu erklären.

Das ist übrigens etwas, was ich heute noch an Menschen sehr bewundere. Gerade als Arzt trifft man auf Kongressen auf hervorragende Redner, die ich früher immer bewunderte, weil sie viele Fremdwörter benutzten oder über Dinge sprachen, die ich während des Vortrages nicht verstand. Heute tun mir diese Menschen nur noch Leid. Im Grunde genommen ist das, wie wenn sich ein Chinese mit einem Japaner unterhält und beide sprechen nur ihre Muttersprache. Wie gut kann da der Dialog sein? Doch wir werden leider so erzogen, dass wir ausgerechnet solche Menschen bewundern sollen, die nicht in der Lage sind Dialoge zu führen. Heute bin ich froh, dass ich niemals so ein Arzt war (und wahrscheinlich deshalb so beliebt bei den Patienten), der von oben herab zu seinen Patienten sprach. Ich hatte immer ein Gefühl dafür, wie ich mein Gegenüber ansprechen musste.

Ein ganz normaler Samstagnachmittag im Club

Bevor ich Ihnen gleich bestimmte Systeme erklären werde, die unser Leben mehr beeinflussen als Ihnen im Moment noch bewusst ist, möchte ich Ihnen noch kurz über „einen ganz normalen Samstagnachmittag“ in unserem Club berichten.

Wir saßen, wie fast an jedem Samstag, vereint in der Bibliothek und diskutierten verschiedene Themen. Auf der Tagesordnung stand auch das Thema: Unveröffentlichte Krebsstudien. Dr. Thomas, ebenfalls ein Arzt, erzählte uns von Veröffentlichungen z.B. im Lancet Magazin, aus denen hervorging, dass ungefähr ein Drittel aller Krebsstudien gar nicht veröffentlicht werden. Da die meisten Studien von Medikamenten-Herstellern finanziert werden, sondern diese natürlich auch aus, was veröffentlicht wird und was nicht. Dr. Thomas ging dann noch einen Schritt weiter und zeigte uns Dokumente über Studien, die sich in 3 Gruppen einteilen ließen:

- Studien, bei denen nach wenigen Tagen/Wochen klar war, wie negativ diese sind, aber trotzdem weiter geführt wurden

- Studien, die nie veröffentlicht wurden, obwohl eine Veröffentlichung geplant war

- Studien, die nur dazu dienten, dass ein Medikament besser abschneidet als ein anderes

Die Studien waren meistens nicht so spektakulär wie die 40er-Studien, in denen Menschen bewusst und geplant sehr schnell getötet wurden, jedoch war es interessant zu sehen, auf welch hohem Niveau Ärzte und Patienten oftmals von den Pharmafirmen an der Nase herumgeführt werden.

Natürlich ist auch Ärzten bewusst, dass Krebskranke keinen Mangel an Cyclophosphamid oder Cisplatin (beides Chemotherapien) haben, und schon gar nicht einen Mangel an Krebs erzeugenden Strahlen. Da Ärzte jedoch alle eine Art von Gehirnwäsche während ihres Studiums mitmachen, glauben nach dem Studium fast alle Ärzte an all die bewusst unterrichteten Lügen, dass es bösartige, entartete menschliche Zellen namens Krebszellen gibt. Und diese ach so bösen Zellen müssen nach Ansicht der „Krebsexperten“ mit zellzerstörenden Therapien unbedingt getötet werden. Dass diese Zellen Teile eines Zellstaates namens Mensch sind, wird natürlich nicht diskutiert. Genauso wenig wie an keiner westlichen Universität heutzutage erörtert wird, ob Krebszellen reversibel sind und sich wieder zu ganz normalen Zellen zurück differenzieren können.

Und was machen jetzt eigentlich Professoren, die diese Lügen jeden Tag unterrichten und dann (für viel Geld) an den Universitäten Studien begleiten, bei denen relativ schnell klar wird, dass das Präparat Patienten eher schneller umbringt anstatt Krebs zu besiegen? Die meisten Menschen glauben, dass diese Studien sofort abgebrochen werden, doch weit gefehlt. Stattdessen ändert man das Studienergebnis indem z.B. die Patienten, die durch die Therapie gestorben sind, aus der Studie herausfallen. Thomas erzählte uns dann von Studien, die erst gar nicht stattgefunden haben, aber trotzdem in Peer Review Journals veröffentlicht werden. Diese Dreistigkeit erstaunte mich anfangs noch, aber heute weiß ich, dass sogar diese Art von Studien leider an der Tagesordnung sind. Einige dieser Studien werden bewusst veröffentlicht und einige ohne das Wissen der Chefredakteure. Ab und zu müssen „wissenschaftliche Magazine“ sogar zugeben, dass ihnen „so etwas passiert“.

Welche Ausmaße das Ganze inzwischen angenommen hat, konnte man z.B. im Frühjahr 2006 sehen, als das Magazin *Lancet* zugeben musste, dass die Krebsstudie des finnischen Krebsforschers *John Sudbo* mit fast 1.000 Patienten komplett nur in dessen anscheinend verwirrtem Gehirn statt gefunden hat und alle schon veröffentlichten Daten erfunden waren. Was den Lesern nicht mitgeteilt wurde, war, WIE es denn zu solch einer Veröffentlichung kommen konnte bzw. welches System dahinter steckt. Dies wird dem lesenden Arzt natürlich auch zukünftig nicht mitgeteilt, da sonst ja alle finanziellen Strukturen zusammenbrechen würden – und wer will das schon?

Interessant waren auch die Ausführungen von Thomas zum Thema Ethikkommission. Er konnte hier sehr schön aufzeigen, wie ethisch das Ganze überhaupt funktioniert. Dieselben Personen, die heute eine Studie beantragen, sitzen morgen dann in der Kommission der Zulassung. So bleibt gewährleistet, dass eine kleine Gruppe von Menschen bestimmt, was in der Onkologie ethisch ist und was nicht. Obwohl jedem klar ist, wem das Ganze eigentlich dient, gibt es logischerweise kein Aufbäumen gegen diese Struktur, denn dieselben Menschen bestimmen nicht nur, wer in der Kommission sitzt, sondern auch noch, wie das

Genehmigungsverfahren abzulaufen hat. Irgendwie hat mich alles an die Politiker in Berlin erinnert, die die Einzigen sind, die das Parteifinanzierungsgesetz abschaffen könnten, damit man sie nicht mehr bestechen kann. Doch auch hier gilt – diejenigen, die es ändern könnten, sind systembedingt genau die Personen, die es niemals ändern wollen, weil ja gerade sie am meisten davon profitieren. Ein perfektes System! Politikern ist jedoch leider nicht bewusst, dass auch sie morgen die Leidtragenden ihrer eigenen Arbeit sein werden, denn es soll ja auch Politiker mit Krebs oder anderen chronischen Krankheiten geben.

Die Frage, die sich heute stellt, ist eigentlich nicht mehr, wie viele Studien gefälscht sind, sondern eher, ob es eigentlich noch unabhängige Studien gibt. Im Grunde genommen werden im 21. Jahrhundert annähernd alle Studien von Firmen gesponsert, oder wie man heutzutage sagt: drittmittelfinanziert. Die Frage muss also heißen, welche Studie wird wirklich noch unabhängig durchgeführt? Hier muss man sagen, es gibt eigentlich seit Jahrzehnten so gut wie keine mehr, zumindest nicht in der Onkologie. Ihnen muss bewusst sein, dass alle Krebsmedikamente aufgrund solcher „unabhängiger" Studien eine Zulassung bekommen. Weder den meisten Ärzten noch den Patienten ist dies auch nur annähernd bewusst, und so werden auch zukünftig zahlungskräftige Pharmakonzerne bestimmen, welche Medikamente in der Onkologie eingesetzt werden. Die einzige Chance hier auszubrechen, kann nur von den Patienten ausgehen, im Sinne von: „Nein, Danke, Herr Doktor." Genau deshalb hoffe ich auch, dass dieses Buch von möglichst vielen Patienten gelesen wird, um zu verstehen, warum Onkologen permanent

Therapien verschreiben, die nur denen helfen, die sie verkaufen. Dass sich viele meiner Kollegen ändern und eines Tages einen Aufstand organisieren werden, daran glaube ich nicht. Nein, die Revolution kann nur von Patienten ausgehen, die diesen Aberwitz nicht mehr mitmachen und mit ihrem Beispiel vielen anderen zeigen, welche erfolgreich gangbaren Wege es außerhalb dieses kranken Systems gibt.

Ich möchte Sie nicht langweilen und Ihnen auch noch im Detail erklären, auf welch perfide Art und Weise jeden Tag Studien gemacht werden, bei denen es um alles Mögliche geht, aber nicht um die Gesundheit von Kranken. Doch ich möchte noch einmal betonen, dass es eigentlich schon seit Jahrzehnten keine unabhängigen Studien mehr gibt und wie wichtig diese Tatsache ist, weil es den meisten Ärzten und Patienten nun mal nicht bewusst ist. Sie sind jetzt gezwungen, entweder Ihren gesunden Menschenverstand einzuschalten, der Ihnen hoffentlich sagt, dass es nicht normal ist, dass Onkologen ihre Patienten mit Giftstoffen und Bestrahlungen extrem krank machen oder aber Sie verschließen (weiterhin) Ihre Augen vor diesen Tatsachen mit all ihren unangenehmen Folgen für unsere und die nächsten Generationen.

Sollten Sie mir, bzw. das was Thomas in seinen Arbeiten aufgezeigt hat, nicht glauben, dann machen Sie doch einmal selbst folgenden einfachen Test, der nur den Nachteil hat, dass er sehr zeitraubend ist. Fordern Sie beim Bundesinstitut für Arzneimittel und Medizinprodukte (www.bfarm.de) in Bonn einmal die kostenlosen Unterlagen an, WARUM ein beliebiges Chemotherapiepräparat seine Zulassung bekommen hat. Dann gehen Sie diese Liste durch und versuchen Sie die einzelnen Studien im Original zu bekommen und daraufhin zu untersuchen WER diese Studie finanziert hat und WELCHE Personen wie viel Geld OFFIZIELL für die Durchführung erhalten haben (was unter dem Tisch bezahlt wird, davon soll hier noch nicht einmal die Rede sein). Danach schauen Sie die Ergebnisse an, kontrollieren die Daten etwas genauer mit Ihrem logischen Verstand und dann brauchen Sie nur noch eins und eins zusammen zu zählen.

Manchmal sind bei den Listen des BfArM sogar Studien mit äußerst negativen Ergebnissen dabei, die dann anscheinend von den dortigen Mitarbeitern anders interpretiert wurden, denn ansonsten lässt sich nicht erklären, dass ausgerechnet diese Studien für eine positive Entscheidung herangezogen werden. Auf jeden Fall können Sie mit diesem relativ einfachen Test selbst herausfinden, wie abwegig manchmal eine Zulassung heutzutage nicht nur in Deutschland stattfindet. Interessant ist auch noch, dass viele Ärzte, wenn man mit ihnen über diese Studien spricht, sofort abwinken und sagen: „Ja, ja, ich weiß ja, wie hier permanent betrogen wird“, aber wenige Minuten später verschreiben sie dann genau die Medikamente, die durch solche Studien eine Zulassung bekommen haben.

Nach dem genaueren Studium der Daten werden Sie sich oftmals auch fragen, wie es sein kann, dass Medikamente, wie extrem giftige Chemotherapien, eine Zulassung erhalten haben und es wird Ihnen außerdem auffallen, dass die inhaltlich gleichen Studien in verschiedenen Ländern oftmals zu recht unterschiedlichen Ergebnissen geführt haben. Haben Amerikaner also doch andere Krebszellen als Deutsche? Oder warum führen Östrogenblocker bei Engländerinnen zu anderen Ergebnissen als bei holländischen Frauen? Sie müssen auf jeden Fall kein Arzt sein, sondern benötigen nur einen einigermaßen logischen Verstand, um selbst herauszufinden, welche Missstände es hier gibt. Ich kann Ihnen nur anraten, nehmen Sie sich einmal die Zeit und machen Sie selbst diese relativ einfache Übung. Und sollten Sie selbst eine Studie machen wollen, dann empfehle ich Ihnen den nachfolgenden Ratschlag von Thomas.

„Ich möchte Ihnen an einem (zugegeben bewusst drastischen) Beispiel aufzeigen, wie man heute Studien macht. Angenommen, ich wäre ein Sockenverkäufer und möchte zukünftig den Markt der „Socken tragenden Krebspatienten" in meine Verkaufsüberlegungen einbinden, dann würde ich folgende Studie veranlassen: Alle Männer mit Prostatakrebs werden darauf untersucht, welche Farben deren Socken haben. Was immer ich hier untersuche, eine Gruppe wird auf jeden Fall besser abschneiden als die andere. Angenommen in der Gruppe mit blauen Socken haben 6 % überlebt und in der Gruppe mit grauen Socken nur 4 %. Für meine Werbung (natürlich nur Hochglanz-Papier und die Studie wird den Ärzten erstmals in einem 5-Sterne-Hotel vorgeführt) würde dies bedeuten: Blaue Socken führen zu einer Verbesserung der Überlebenszeit von 50 %. DANACH benötigt man dann noch einen Wissenschaftler, der jetzt erklärt WARUM die blauen Sockenträger länger leben. So könnte man z. B. sagen, dass blaue Socken im Wellenbereich von 400-500nm strahlen, und neueste Forschungen aus den USA (hört sich immer gut an) ganz klar zeigen, dass Prostatakrebszellen, die man im Labor mit dieser Wellenlänge bestrahlt, schneller zerstört werden konnten. Nicht vergessen darf man dann noch den Satz: Diese Forschungen müssen natürlich noch intensiviert werden, aber die ersten Ergebnisse sind so viel versprechend, dass wir hoffen dürfen, wir in 3-4 Jahren optimale „Krebssocken" auf den Markt bringen zu können. Das wirklich Verrückte daran ist, dass man weder die Forschungen, noch die Daten, noch die Schlüsse daraus für solch eine Studie fälschen müsste, denn alles Gesagte wäre sogar wahr."

Was Sie jetzt vielleicht für ein total überzogenes Beispiel von Dr. Thomas halten, ist in Wahrheit genau das, was Krebspatienten seit Jahrzehnten erzählt wird, ausgetauscht werden nur die Socken mit Chemotherapien, Bestrahlungen, Hormon- oder Angiogeneseblockern. Gerade Hormonblocker sind ein schönes Beispiel hierfür. Die Firma *Astra Zeneca* hat seit 2002 erreicht, dass in der onkologischen Welt bei Brustkrebs fast nicht mehr darüber diskutiert wird, ob eine Frau Hormonblocker einnehmen soll oder nicht, sondern nur noch ob *Tamoxifen* oder *Arimidex*. Dafür werden dann große Studien wie die ATAC Studie (ATAC = *Arimidex* oder *Tamoxifen* allein oder in Kombination) gemacht, an der fast 10.000 Frauen an 381 Kliniken in 21 Ländern teilgenommen haben. Haben Sie das Prinzip schon verstanden?

Frauen mit Brustkrebs haben also die Wahl zwischen *Tamoxifen, Arimidex* oder der Kombination von *Tamoxifen* und *Arimidex*. Also das erinnert ein bisschen an die Auswahl der Automarken in der ehemaligen DDR. Dort durfte man auch auswählen, ob man einen Trabi oder Lada fahren wollte. Dass es weltweit auch noch Firmen wie Porsche oder BMW gibt, wurde einfach ignoriert, weil es eben nicht in das sozialistische Weltbild passte. Genauso passt es heute nicht in das Weltbild, dass Trabi-Medikamente vor allem den Aktionären dienen und nicht Millionen von Frauen. Da *Astra Zeneca* ja beide Socken, Entschuldigung, beide Östrogenblocker produziert, gibt es hier natürlich nur einen Gewinner. Und ganz zufällig kam als Ergebnis der ATAC Studie heraus, dass es bestimmte Altersgruppen gibt, bei denen das eine Medikament besser wirkt als das andere, dafür später jedoch … den Rest dieser weltweiten Volksverdummung von Brustkrebspatientinnen erspare ich Ihnen. Mir geht es auch nicht darum, eine Firma wie *Astra Zeneca* schlecht zu machen, denn wir könnten hier genauso ein anderes Präparat wie z.B. *Herceptin* von *Roche* oder XY von YX hernehmen, mit dem zukünftig noch viel dreister Geld aus den Taschen armer Brustkrebspatientinnen gezogen werden wird. Ich hoffe jedoch sehr, dass Sie das System verstanden haben, welches hinter all diesen Studien steckt und dass Sie in der Lage sind, mit Ihrem Wissen auf solche, wie *Eric Berne* sagen würde: "Spiele der Erwachsenen", hoffentlich nicht mehr hereinfallen.

Zum Abschluss dieses hochinteressanten Tages mit Dr. Thomas, übergab er unserem Club noch ein paar Studien, die nie veröffentlicht wurden und über „Sekretärinnen- Wege“ in seine Hände kamen (der Begriff „Sekretärinnen-Wege“ kommt daher, dass es Gott sei Dank immer wieder geschieht, dass Mitarbeiter von Pharmafirmen im Streit die Firma verlassen müssen und deshalb Arbeiten nach außen schaffen, von denen sie erhoffen, dass diese ihren ehemaligen Arbeitgebern schaden). Die nächsten Tage hatte ich genügend „Stoff“ zum Lesen und Sie können sich wahrscheinlich schon vorstellen, was ich da zu lesen bekam. Die meisten (unveröffentlichten) Studien zeigten ganz deutlich, dass die Patienten mindestens enorme körperliche und geistige Nachteile durch die

Therapien hatten und in vielen Fällen durch die Therapie starben oder aber lebenslange Schädigungen in Kauf nehmen mussten. Ich hatte mir damals nicht die Mühe gemacht und alle Studien im Detail durchgelesen, aber bei den von mir untersuchten musste man sich wirklich fragen, wie es möglich war, dass diese Studien überhaupt genehmigt bzw. bis zum Ende durchgeführt wurden. Und warum gab es keine Assistenzärzte, die sich zu Wort meldeten? Wie fühlten sich die Krankenschwestern, wenn sie sahen, wie schlecht es den Patienten erging? Wie geht es den Mitgliedern der Ethikkommission, wenn sie erfahren, wie viele Patienten an der Therapie sterben? Macht es wirklich Freude, Geld auszugeben, das man dafür bekommen hat, dass man Patienten bewusst falsch behandelte, oder sollte ich sagen, an deren Tod haupt- oder mitverantwortlich war? Ist allen Mitarbeitern an diesen Studien das Wort Karma absolut unbekannt?

Ich kann mich noch gut daran erinnern, dass mir all diese, und noch viele weitere, Fragen durch den Kopf schossen, als ich all jene kriminellen Machenschaften unter dem Deckmantel von Studien durcharbeitete. Doch meine zentrale Frage war und ist noch heute: „Was würden eigentlich all die armen Patienten tun, wenn sie mein Wissen hätten?“

Meine Antwort darauf ist immer noch, dass ich fest davon überzeugt bin, dass Pharmafirmen und kriminelle Ärzte erst gar keine Chancen hätten solche Studien zu machen. Doch was machen Patienten, die mir nicht glauben? Ist Sterben wirklich die einzige Alternative? Lassen Sie mich Ihnen wenigstens einen Tipp auf Ihren Lebensweg mitgeben. Wann immer ein Arzt Sie fragt, ob Sie bereit wären, an einer Studie teilzunehmen, dann fragen Sie immer, WER diese Studie finanziert, WER dafür WIE VIEL Geld erhält und lassen Sie sich das Ganze auch noch schriftlich geben. Denken Sie immer daran, dass SIE der Hauptdarsteller in diesem Krimi sind, und da ist es doch mehr als Recht, dass Ihnen diese Informationen nicht vorenthalten werden.

Die Zukunft der Medizin hängt davon ab, dass grundsätzlich nur noch unabhängige Studien genehmigt werden. Wir haben genügend Einsparungspotentiale damit dies sehr leicht möglich wäre. Und nein, ich bin kein Utopist, denn wir haben die finanzielle Seite dieser Aussage im Club bis ins kleinste Detail durchgerechnet. Im Interesse unserer Kinder muss dieser Wahnsinn der heutigen komplett abhängigen Studien möglichst bald aufhören, denn sonst gibt es bald nichts mehr, was das Wort Medizin (Heilkunst) im ursprünglichen Sinn auch nur annähernd verdient.

Das System

Paul und ich setzten uns in sein Arbeitszimmer um mehr Ruhe zu haben und er fragte mich: „Was glauben Sie, wer dafür verantwortlich ist, dass z.B. so viele *Contergan-* Kinder auf die Welt kamen, Chemotherapien angewandt werden, die nicht helfen oder Transfettsäuren in fast allen Süßigkeiten für Kinder drin sind?“ Nach kurzem Zögern erwiderte ich: „Ich denke nicht, dass es hier einen Schuldigen gibt. Im Falle von Contergan war es wohl der berühmte Arzt *Dr. Heinrich Mückter* der nach Zweiten Weltkrieg von der polnischen Justiz wegen Fleckfieber-Experimenten an KZ-Häftlingen und Zwangsarbeitern gesucht wurde und dann Karriere bei Grünenthal-Chemie machte. Bei Chemotherapien entweder die guten Studien verschiedener Firmen oder aber bestechliche Beamte bei der Zulassungsstelle. Und bei den Transfettsäuren scheint es ein internationales Interesse zu geben, diese nicht zu verbieten, und viele wissen einfach nicht, wie gefährlich diese Substanz wirklich ist.“

Paul Berger erwiderte ohne irgend eine Gefühlsregung zu zeigen: „Das ist die typische Antwort eines Mannes, der sich im System nicht auskennt. Denken Sie doch einmal wirklich weiter. Sie sagten, dass z.B. Beamte bei Zulassungsstellen bestechlich sind. Das mag ja stimmen, aber das würde bedeuten, Firmen müssten ganze Truppen von Beamten permanent bestechen, Manager in Vorstandsetagen würden alle wissen, welche Gifte sie verkaufen und Regierungschefs aller

Länder würden sich auf ihren Tagungen darüber unterhalten, wie man Menschen vergiften kann, damit Firmen noch mehr Profite einstecken können, um den Parteien noch mehr Geld zukommen zu lassen. Doch leider ist das Ganze nicht so einfach, wie all die Autoren, die über Verschwörungen schreiben, es sich so ausdenken. Es sind auch nicht alle Beamte und alle Politiker bestechlich. Wenn so viele Menschen permanent so viele andere bestechen müssten, glauben Sie mir, dann würde viel mehr ans Tageslicht kommen, als dies der Fall ist.

Tatsache ist doch, dass lediglich alle 3-4 Wochen Bilder über ein paar Skandale wie illegale Parteispenden, Bestechungsgelder wegen ein paar Panzern oder sonst was über die TV Kanäle flimmern. In Amerika geht man heute ja sogar so weit, dass die Rüstungsindustrie inzwischen den Wahlkampf ihres jeweiligen Lieblingskandidaten sogar ganz offen finanziert. Glauben Sie mir, Herr Yoda, all diese Informationen sind Teile eines viel größeren Systems, wobei diese Informationen bewusst unters Volk gestreut werden, um die Mehrheit der Bevölkerung genau dies glauben zu lassen. Natürlich gibt es bestechliche Beamte, also sagen wir den Menschen, dass alles genauso funktioniert.

Es gibt auch Manager, die über Leichen gehen, also erzählen wir den Menschen, dass genau diese aus Profitgier und Aktionärsbefriedungsgründen all diese Giftstoffe, im Volksmund Medizin genannt, auf den Markt bringen. Somit können alle so weiter machen wie bisher und sind zufrieden. Die Manager verdienen immer mehr, Politiker erhalten ihre Parteispenden, esoterische Organisationen können weiterhin das Bild von den bösen Pharmafirmen aufrecht halten und der einfache Mensch glaubt sowieso, was die „gelehrten“ Männer wie Ärzte, Pfarrer, Lehrer usw. erzählen.“ Da ja inzwischen auch Ihnen bekannt ist, dass Geduld nicht zu meinen großen Stärken gehört, saß ich natürlich wie auf Kohlen und wartete endlich auf die Lösung. Doch Paul Berger vertiefte sich immer mehr und erklärt mir nur, was NICHT die Wahrheit und NICHT das System ist. Aus diesem Grund unterbrach ich ihn und fragte ihn, was denn dann das System wäre, und er antwortete: „Ich weiß, dass ich jetzt lange geredet habe, aber ich wollte noch einmal all die Argumente und Diskussionen in den Raum stellen, wie sie Otto Normalverbraucher jeden Tag in den Medien zu sehen bekommen. Das war für meine weiteren Ausführungen sehr wichtig und Sie werden gleich verstehen warum.“ Paul Berger schenkte sich und mir eine Tasse Brennesseltee ein, welchen seine Sekretärin kurz zuvor hereinbracht hatte und fuhr fort: „Es stimmt doch, dass Sie keine Ahnung davon hatten, dass es einen Club, wie den unseren gibt, bevor Karl Sie hierher brachte. Und dies, obwohl Sie doch ein angesehener Mann dieser Stadt waren und sind, der viele Freunde und Bekannte hat.“ Kopfnickend stimmte ich wortlos zu.

„Und genauso, wie es unseren Club gibt, gibt es noch viele andere Clubs, die jedoch nicht immer so gute Absichten haben wie wir. Keine Angst, ich werde jetzt nicht über Illuminati, Logen oder Ähnliches reden, denn all diese Logen sind bei weitem nicht so machtvoll, wie immer behauptet wird. Natürlich will ich damit nicht sagen, dass diese Verbindungen keinen Einfluss auf die Wirtschaft oder die Politik haben, denn das haben sie bestimmt, sondern nur, dass Sie, lieber Herr Yoda, davon wegkommen müssen, zu glauben, da gibt es ein paar böse Geheimgruppen, die alles bestimmen. Nein, die gibt es nur lokal und weltweit nur in bestimmten Fachbereichen. Was diese Gruppen jedoch im Gegensatz zu den meisten Menschen kennen, sind die Gesetze eines sich selbst erhaltenden Systems. Ähnlich wie in unserem Körper. Es gibt hier auch keine Organisation, die alles kontrolliert, auch nicht das Gehirn. Die einzelnen Organe organisieren sich zum größten Teil selbst und benötigen nur zu einem kleinen Teil die Unterstützung anderer Organe. Denken Sie doch einmal an Krebszellen. Diese können selbst außerhalb Ihres Körpers noch Jahre leben ohne Unterstützung von Gehirn, Knochenmark oder Leber."

Wie immer, fiel es mir schwer ruhig sitzen zu bleiben und zuzuhören. Und ebenfalls wie immer, unterbrach ich Paul Berger und fragte: „Was sind denn nun die Gesetze dieses so geheimnisvollen Systems, von dem Sie immer sprechen?" Obwohl ich es schon irgendwie erwartet hatte, musste ich tief durchatmen, als er seinen nächsten Satz begann mit: „Hier muss ich leider etwas weiter ausholen, bevor ich zu den einzelnen Gesetzen komme. Doch wenn man das Ganze einmal verstanden hat, dann versteht man nicht nur die Gesetze der Natur, sondern auch die der Politik, der Wissenschaft und noch vieles, vieles mehr. Bitte verzeihen Sie, wenn ich Ihnen jetzt ein bisschen vorkomme wie der Vater, der seinem Sohn etwas über Fortpflanzung erzählen möchte und bei den Bienen und Blumen beginnt, aber ich glaube, dass es nur so möglich ist, dass Sie das System im Ganzen verstehen. Lassen Sie uns also wirklich einmal ein paar Millionen Jahre zurück gehen und die Erde betrachten, als es noch keine Tiere oder Menschen gab."

Erneut seufzte ich tief, denn ich bereitete mich schon auf

eine stundenlange Adam-und-Eva-Rede vor, doch was jetzt kam, änderte meine Sicht dieser Welt nachhaltig. „Wir könnten uns jetzt lange darüber unterhalten, wie es zu den ersten Tieren bzw. Menschen kam. War es eine schöpferische Kraft namens Gott, kam Energie oder Materie oder beides von einem anderen Sonnensystem auf die Erde oder was auch immer, eines wissen wir gewiss, wir haben eine Evolution durchgemacht. Und das erste Gesetz der Evolution lautet immer, es gibt nur eine Zeitlinie in eine Richtung. Nichts entwickelt sich rückwärts. Und jetzt stellen Sie sich einmal vor, welch unglaublich intelligente Kräfte oder, wie ich sie gerne nenne, Erdenergien, gewaltet haben müssen, um so komplexe Lebenssysteme wie Meere oder Wälder zum Leben zu erwecken. Auch wir Menschen sind nur Teile dieser großen Komplexe, und wir sind weit weg davon, das, was in der Natur so alles geschieht, auch nur annähernd zu verstehen. Genau aus diesem Grund glauben wir ja auch so viel, nämlich weil wir so wenig wissen.

Über Jahrmillionen sind also komplexe Systeme entstanden, die sich einerseits selbst verwalten, gleichzeitig aber auch mit anderen Systemen zusammenleben, um noch größere Systeme, die jenseits von unserem Verständnis sind, am Leben zu halten. Denken Sie doch einmal daran, wie viele Organsysteme es allein in unserem Körper gibt, wie es Billionen von Zellen schaffen mit weiteren Billionen von Bakterien, Viren und Parasiten in unseren Körpern zusammen zu leben und wie jeder einzelne von uns doch nichts ist, als ein weiteres kleines Rädchen von Milliarden von Menschen, um am Ende zu verstehen, dass selbst unser gesamter Planet nur ein Teil eines riesigen Sonnensystems ist, das selbst nur ein

Sonnensystem unter Millionen ist."

Jetzt brach meine berühmte Ungeduld durch und ich konnte mich nicht mehr zurückhalten: „Paul, ich bitte Sie." Paul Berger verstand meinen Gesichtsausdruck und änderte mit seinen nächsten Sätzen mein ganzes Leben: „Ich weiß, ich weiß, Sie gehören nicht zu den geduldigsten Menschen. Also, Peter, es gibt nur ein Mittel,das alles kontrolliert: Energie. Jetzt verstehen die meisten natürlich unter diesem Wort etwas Unterschiedliches, aber um es Ihnen etwas einfacher zu machen, rede ich zuerst von der Energieform, die in der Lage ist, die Menschen am meisten zu kontrollieren: Geld. Später können wir uns dann noch mehr über nicht-materielle Energieformen unterhalten wie z.B. Religionen. Ich weiß, der Begriff nicht-materielle Energieformen ist zuerst einmal natürlich ein Paradox, aber so bezeichnen wir hier im Club Energieformen, die immer nicht-materiell bleiben, im Gegensatz zu Energieformen, die sich wandeln können. Wir alle wissen, Geld regiert die Welt und Geld ist Macht. Doch nur wenigen Menschen ist es wirklich bewusst, wie man mit Geld alles kontrollieren kann und vor allem, welche „Zutaten" man benötigt, um wirklich viel Geld zu verdienen. Wenn Sie nicht gerade ein Scheich sind und unter Ihrem Haus Öl fließt oder in eine sehr reiche Familie hineingeboren sind, dann brauchen Sie eine Zutat, mit der Sie innerhalb kurzer Zeit sehr reich werden können: Angst. Angst und Kapitalismus sind Zwillinge, doch leider ist dies nur den wenigsten Menschen bewusst."

Ich muss zugeben, dass mir all die Zusammenhänge ebenfalls nicht bewusst waren, obwohl ich doch selbst, wenn auch meistens unbewusst, meine Patienten über Angstmacherei manipulierte. Jeder Arzt kennt doch Sätze wie: „Wenn Sie das nicht tun, dann ...“ und schon machen fast alle Patienten was der Arzt möchte bzw. was der Arzt glaubt zu wissen, was das Beste für seinen Patienten wäre. Wenn ich heute darüber nachdenke, wie wenig ich wirklich wusste und wie oft ich Patienten nur mit Angstmacherei dazu brachte, das zu tun, was ICH für gut hielt – ich darf gar nicht daran denken.

Dass Angst und Geld jedoch Zwillinge sind und dass dieses System auch, oder sollte ich besser sagen, vor allem, außerhalb der Medizin funktioniert, war mir nicht bewusst, bis ich eines Tages Timothy Balden kennenlernte. Eigentlich könnte ich hier Timothys richtigen Namen nennen, weil sein Name Insidern sowieso bekannt ist, aber aus Rücksicht auf seine Familie, habe ich mich dazu entschlossen, hier ein Pseudonym für ihn zu benützen.

Timothys Story

„Timothy Balden kommt morgen persönlich in den Club“. Kaum waren diese Worte in der Clubbibliothek ausgesprochen, ging ein Raunen durch den Raum und kurz darauf herrschte ein heilloses Durcheinander, da sich anscheinend jeder mit jedem gleichzeitig unterhielt. Ich war wohl der Einzige, dem dieser Name nichts sagte, und als Hermann mein Gesicht sah, erzählte er mir Timothys Geschichte, die einerseits so unglaublich ist und andererseits können wir jeden Tag die Ergebnisse seiner früheren Arbeit bzw. die seiner Nachfolger im Fernsehen oder in anderen Medien sehen. Timothy ist heute einer meiner besten Freunde und wir treffen uns immer wieder, vor allem in seiner neuen Wahlheimat, in Asien.

Wer ist Timothy und was macht ihn so einzigartig? Dies lässt sich nicht in wenigen Worten erklären und so beginne ich seine Lebensgeschichte mehr als 50 Jahre zuvor. Damals war Tim, wie ihn außer seiner Mutter eigentlich alle nennen, noch ein kleiner Junge, der jedoch durch seine außergewöhnlichen Begabungen recht schnell auffiel. Er konnte schon als 3-Jähriger lesen und kurze Zeit später überraschte er nicht nur seine Eltern mit seinem fotografischen Gedächtnis und seiner unglaublichen Auffassungsgabe.

So war es nicht verwunderlich, dass Tim mit 6 Jahren in eine Schule für Hochbegabte kam und selbst dort über Jahre hinaus der Klassenprimus war. Doch solch ein Dasein hat auch seine Schattenseiten und genauso wie an jeder anderen Schule sind Klassenbeste nicht immer die Beliebtesten. Dieses Schicksal ereilte auch den kleinen Timothy, und als er 14 war, traf ihn dies sehr hart. Denn seine Triebe waren die gleichen wie bei jedem 14-Jährigen und wen wundert es, er verliebte sich natürlich nicht in eine Klassenkameradin, sondern gleich unsterblich in eine neue Lehrerin, die versuchte Timothy besser in die Klassengemeinschaft zu integrieren. Aus diesem Grund kümmerte sie sich etwas mehr um ihn, was Timothy jedoch deutlich anders auffasste. Mit der Zeit entging dies natürlich auch der Lehrerin nicht mehr und sie bat Timothy deshalb zu einem Gespräch, in dem sie ihm erklärte, dass sie schon liiert sei und außerdem gedenke bald zu heiraten.

Jeder von uns, der als Teenager einmal unsterblich verliebt war, kann sich einigermaßen vorstellen, welche Qualen Timothy durchlebte. Ein Satz der Lehrerin blieb ihm für immer im Gedächtnis: „Mein Mann ist ein sehr reicher Mann, und ich werde die Schule sehr bald verlassen, weil er nicht möchte, dass ich weiterhin als Lehrerin arbeite."

Timothy lernte aus diesem, für ihn sehr wichtigen, Satz zwei Dinge: Erstens, nur mit viel Geld bekommt man die Frau, die man begehrt und zweitens, man kann auch noch bestimmen, was diese Frau arbeitet. Timothy stellte sich in seinen jugendlichen Gedanken die verrücktesten Dinge vor. Auf jeden Fall war Timothy seit diesem Tag nur noch von der Idee besessen, reich, sehr reich zu werden und während viele seiner Mitschüler vorzeitig zu studieren begannen, nahm Timothy das Angebot einer Marketingfirma an, für diese zu arbeiten. Ich möchte Sie nicht zu sehr mit Timothys beruflichem

Werdegang langweilen, aber es ist wichtig zu verstehen, was einen jungen, hochbegabten Jungen antreibt, zuerst einer der erfolgreichsten Marketingmanager zu werden – und später über Leichen zu gehen. Er war gerade einmal 24 Jahre alt, hatte seine eigene Firma, war Multimillionär und nichts anderes als eine Denkfabrik, die den ganzen Tag Einfälle produzierte, wie man andere Menschen über Werbung beeinflussen und betrügen kann. Seine Ideen waren genial, doch er war nicht sehr bekannt, da er immer noch die Öffentlichkeit scheute und immer andere zu repräsentativen Events sandte. Nicht einmal alle seine Mitarbeiter bekamen ihn zu Gesicht.

Dann bekam er eines Tages eine Einladung einer ihm unbekannten Firma, in welcher man ihm anbot, ihn mit einem Privatjet nach Hawaii zu fliegen, zu einem Meeting für eine weltweit bekannte Sportfirma. Welche dies war, wurde im Schreiben nicht mitgeteilt, doch Timothy nahm an und flog hin, und zwar ohne Sekretärin, weil man ihn darum bat.

Vom Flughafen auf Oahu wurde er standesgemäß in einer großen Limousine abgeholt und zu seiner großen Überraschung nicht zu einer Firma, sondern zu einem atemberaubenden Privatanwesen chauffiert. Dort bat ihn dann ein Mann herein, der sich als William Benell vorstellte und ihn auf eine Terrasse mit Blick auf das Meer begleitete. Mr. Benell ging sofort in medias res. „Lieber Herr Balden, ich möchte mich aufs Herzlichste bei Ihnen bedanken, dass Sie sich die Zeit genommen haben, hierher in meine bescheidene Residenz auf Hawaii zu kommen. Sicherlich wundern Sie sich, dass Sie hier auf einem privaten Gelände sind und nicht in einem der üblichen Büros sitzen, aber was ich Ihnen vorschlagen möchte ist ebenfalls nicht üblich, und deshalb glaube ich, dass die Rahmenbedingungen so besser stimmen.“ Timothy bedankte sich und wollte gerade fragen, um welche Sportfirma bzw. um welche Marketingkampagne es sich handelte, da antwortete Mr. Benell schon, als ob er seine Gedanken lesen könnte.

„Mr. Balden, der Grund, warum Sie heute hier sind, ist der, dass ich gerne hätte, dass Sie für meine Firma arbeiten und ...“ Hier unterbrach Timothy und erwiderte sofort: „Sie sind ein Headhunter und haben mich deshalb nach Hawaii geholt. Ich bedaure, aber ich besitze eine erfolgreiche Marketingfirma und bin ganz bestimmt nicht an einem Job interessiert. Es tut mir Leid, aber ich denke, wir vergeudcn hier beide unsere Zeit“.

William Benell antwortete zuerst einmal gar nicht, und es herrschte eine seltsame Ruhe zwischen den beiden. Doch Timothy hatte zu jenem Zeitpunkt keine Ahnung, wer Benell war und welche Macht dieser Mann hatte. Doch irgendetwas in ihm sagte, dass es sich hier nicht um einen der üblichen Headhunter handelte, und er lehnte sich wieder zurück. „Ich kann verstehen“, sagte Benell, „dass Sie unter diesen Annahmen etwas gereizt reagieren und ja, es stimmt, ich bin so eine Art Headhunter, aber glauben Sie mir, ganz bestimmt nicht ein Headhunter, wie Sie vielleicht welche kennen. Lassen Sie mich Ihnen einmal etwas mehr über meine Firma und meine Arbeit erzählen und auch etwas darüber, warum ich Sie eingeladen habe. Darf ich Sie jedoch zuvor etwas fragen? Wie bringt man Menschen dazu etwas zu tun, das sie weder tun wollen noch für gut befinden?“

Wie aus der Kanone geschossen sagte Timothy mit einer fragenden Stimme: „Indem man sie gut bezahlt?“ Jetzt musste auch Mr. Benell lächeln: „Ja, sie haben Recht, das ist eine Möglichkeit, aber ich rede davon, dass Leute auch noch dafür bezahlen! Es gibt hierfür nur ein Instrument, und das heißt Angst. Wenn Sie es erreichen, bei einem Menschen oder noch besser, bei einer großen Gruppe von Menschen Angst zu erzeugen, dann machen diese Menschen alles was Sie wollen. Und jetzt möchte ich mich Ihnen gerne etwas näher vorstellen. Ich bin der Chef von Intercommunication und unsere Aufgabe ist, Angst zu erzeugen. Angst vor Kriegen, Angst vor Krankheiten, Angst vor Religionen, Angst vor anderen Staaten usw. Und glauben Sie mir, wir sind die Besten in diesem Job. Unsere Auftraggeber sind die mächtigsten Menschen auf diesem Planeten und unsere Arbeit hat die Welt in den letzten 50 Jahren mehr beeinflusst als alle US Präsidenten zusammen genommen. Aus diesem Grund ist unsere Arbeit auch so gut bezahlt. Sie haben z.B. letztes Jahr nach Abzug von Steuern ca. 105 Millionen U$ verdient, bei uns könnten Sie das Zehnfache verdienen und Sie hätten einen sicheren Job bis an Ihr Lebensende."

Timothy gingen tausend Gedanken durch den Kopf, und warum dieser Mr. Benell genau wusste, was er letztes Jahr verdient hatte war sicherlich der unwichtigste. Eine Firma, die nur Angst erzeugt, was soll das Ganze? Und ein Arbeitsangebot, bei dem er über eine Milliarde U$ verdienen kann, soll das ein Scherz sein? Niemand bezahlt solch ein hohes Gehalt. Die nächsten Stunden vergingen wie im Fluge und Timothy stellte unzählige Fragen, die Mr. Benell fast alle beantwortete. Nur wenn es darum ging, Namen zu nennen, lächelte er nur. Benell erklärte ihm im Detail, dass er bzw. unzählige weitere seiner Tochterfirmen Milliarden verdienten, um bei Menschen Angst zu erzeugen. Die größten Auftraggeber sind dabei Regierungen und Pharmafirmen. Egal worum es dabei geht, Angst vor Russland oder in späteren Jahren vor muslimischen Ländern zu erzeugen um z. B. größere Budgetierungen im Bundestag oder Kongress zu erreichen oder um Angst vor einer Krankheit zu erzeugen, die es entweder gar nicht gibt oder aber überhaupt nicht so gefährlich ist, Benells Firma schien die weltweite Nummer 1 auf diesem Gebiet zu sein.

Zwei Stunden später stellte Timothy dann die entscheidende Frage: „ Und wofür brauchen Sie denn überhaupt mich, wenn Sie sowieso schon so erfolgreich sind?“ Benell setzte sein schönstes Lächeln auf: „Schauen Sie, obwohl wir weltweit Tausende von Angestellte haben, hauptsächlich in Verlagen, Marketingfirmen und TV/Radiostationen, so besteht der Kopf unserer Firma nur aus 5 Personen und davon sind nur zwei Personen die sogenannten „Kreativen“. Die anderen drei, einer davon bin ich, sind sozusagen die Exekutive und der Rest sind ausnahmslos Befehlsempfänger, die glauben, sie würden einen ganz normalen Medienjob tun. Einer der beiden Kreativen fällt demnächst aus und so sind wir auf der Suche nach einem Neuen.

Wir beobachten Ihren beruflichen und menschlichen Werdegang seit vielen Jahren und jetzt ist eben der Zeitpunkt gekommen, dass Sie bei uns einsteigen können. That´s it. Nicht mehr und nicht weniger.” “That´s it” war der Lieblingsspruch Benells und Timothy bekam ihn noch oft in seinem Leben zu hören. „Ihr Anfangsgehalt wären 150 Millionen U$ und eine Provisionsmöglichkeit, die ihr Gehalt eines Tages auf über eine Milliarde U$ bringen könnte. Ihr erster Job wäre für die amerikanische Regierung und Sie könnten morgen damit anfangen. Außerdem habe ich einen Käufer für Ihre Marketingfirma, der den doppelten Wert bezahlen würde und Sie könnten noch heute unterschreiben. Also, sind Sie unser Mann?"

150 Millionen bis über eine Milliarde U$ Gehalt? Über 200 Millionen für meine Firma? Morgen anfangen bei Mr. Benell, wer zum Teufel ist dieser Mann überhaupt? Fragen über Fragen hämmerten durch Timothys Großhirnrinde und ihm war klar, dass er nicht einfach sagen konnte: Kann ich mir das noch bis nächste Woche überlegen? Irgendwie war es verrückt, aber gerade jetzt musste er seit langem zum ersten Mal wieder an seine Lehrerin denken, und innerhalb weniger Sekunden antwortete er: „Ich bin ihr Mann".

Ich habe Ihnen diese kurze Lebensgeschichte von Timothy deshalb so ausführlich erzählt, damit Sie besser verstehen können, wer Timothy ist, wie er zu solch einem Job kam und welchen Einfluss er auf Ihr tägliches Leben hatte, wahrscheinlich weitaus mehr, als Sie sich auch nur annähernd vorstellen können.

Über seinen ersten Job weiß ich nur dass es darum ging, den Verteidigungsetat deutlich zu erhöhen bzw. möglichst schnell auszugeben und seine Auftraggeber sehr mit ihm zu zufrieden waren. Doch dann kam das Jahr 1970, und Benell hatte einen neuen Auftrag für Timothy. Auch er nannte ihn inzwischen Tim

„Tim, wir haben folgendes Problem: In den nächsten Jahren werden die Ausgaben für Krebsbehandlungen drastisch steigen und unsere Auftraggeber möchten gerne ein Perpetuum mobile installieren. Diesmal handelt es sich jedoch um eine internationale Angelegenheit und deshalb denken wir an ein Perpetuum mobile für die nächsten 100 Jahre. Sollte es dir gelingen, ein solches zusammenzustellen, dann hast du dich wohl für immer etabliert.“ Ein Perpetuum mobile ist ja bekanntlich eine Maschine, die Energie in unbegrenzten Mengen liefert. Benell benützte diesen Begriff für ein System, das permanent Profit abwirft, ohne dass man noch einmal etwas tun muss. Einmal angeworfen lässt es sich fast nicht mehr stoppen und produziert Geld, Geld, Geld.

Tim hörte sich das Ganze an und sagte, er denke es sei möglich. Er benötige hierfür ca. 50 Mitarbeiter und drei Monate um das alles zu planen. Danach könne er sagen, wie viele Jahre die Durchführung dauern würde. Benell nickte anerkennend, denn er kannte Tims Mienenspiel inzwischen und wusste, wenn er so schaut, hat sein geniales Gehirn schon längst eine geniale Idee.

Die nächsten 3 Monate arbeiteten sich Timothy und sein Team hauptsächlich durch Zahlen und er begann besser zu verstehen, wie Onkologie weltweit funktioniert. In Wahrheit hatte er jedoch schon am ersten Tag eine grandiose Idee und die ganzen nächsten Wochen dienten nur dazu, diese Idee zu analysieren. Die Situation in der Krebsszene im Jahr 1970 zeichnete folgendes Bild: Jedes Jahr sterben mehr Krebskranke und die klassische Medizin hat nur Operation, Bestrahlung und seit wenigen Jahren Chemotherapien dagegen zu setzen, die jedoch die Erwartungen nicht nur nicht erfüllen konnten, sondern Krebskranke sogar oftmals früher sterben ließen. Hinzu kam immer mehr die Einsicht der Bevölkerung, dass Krebs ein multifunktionales Geschehen ist und eine Tumorzerstörung nicht zum Erfolg führt. Aus diesem

Grund starben zwar immer mehr Menschen an Krebs, aber die Umsatzzahlen, vor allem der Chemotherapien, stiegen bei weitem nicht so an, wie erwartet. Sorgen bereiteten auch die immer stärker aufkommenden alternativen Ärzte, die Patienten mehr und mehr davon überzeugten, dass Krebs weder eine tödliche Krankheit ist, noch dass Tumore unbedingt schnell zerstört gehören. Gerade in den USA gab es mit *Max Gerson, Royal Rife, William Coley, Harry Hoxsey, Emanuel Revici* und vielen anderen genügend Ärzte, die man nicht einfach als Spinner darstellen konnte, weil sie Patienten oftmals besser helfen konnten als die großen Krebskliniken.

Hinzu kamen mehr und mehr Berichte über europäische, genauer gesagt vor allem deutsche, Krebskoryphäen wie *Paul Gerhard Seeger, Otto Warburg, Johanna Budwig, Joachim Kuhl, Josef Issels* usw. die einen alternativen Krebsboom auslösen könnten. Die Betonung lag auf könnten, denn noch hatten sie es nicht erreicht. Doch je länger klar wurde, dass vor allem der Chemotherapieweg eine Sackgasse war, desto mehr erhöhten sich die Chancen, dass diese Menschen eine weltweite Bewegung auslösten, mit dem Ergebnis, dass sich immer mehr Patienten von den großen gewinnbringenden Therapien abwendeten.

Timothy verstand natürlich diese Gefahren sofort und hatte innerhalb weniger Sekunden das Bild eines Perpetuum mobiles vor seinem geistigen Auge. Wie mit Benell abgesprochen, lud er die anderen 4 Vorstände nach exakt drei Monaten zur Präsentation ein und was diese zu hören bekamen, gefiel ihnen sofort: „Es gibt derzeit drei Hauptprobleme, die wir angehen müssen. Da ist zuerst einmal, dass unsere Kunden die ganzen teuren Forschungen fast ausschließlich selbst finanzieren. Dem muss unbedingt gegengesteuert werden und es muss ein System etabliert werden, dass sie zwar die Gewinne aus dem Verkauf bekommen, aber nicht die ganze Forschung bezahlen müssen. Das nächste Problem ist, dass Krebs in den Köpfen der Menschen immer noch nicht DAS Schreckgespenst ist, das wir brauchen, damit ein Patient exakt das macht, was ein Arzt sagt. Ich denke, dieses Problem lässt sich am einfachsten lösen. Und das dritte Problem ist, dass wir unbedingt die Menschen stoppen müssen, die behaupten, dass man Krebs auch anders als mit konventionellen Mitteln behandeln kann.

Lassen Sie uns mit dem zweiten Problem zuerst anfangen, weil das die meisten Auswirkungen auf das Gesamtprojekt hat. Wir brauchen neue, „verbesserte“ Daten, die aufzeigen, wie gefährlich Krebs ist, dass in wenigen Jahren jeder Zweite an Krebs sterben wird und vor allem, dass Krebs ab einem bestimmten Stadium unheilbar ist. Hierfür benötigen wir nur die üblichen Instrumente wie Buchautoren, unsere Hollywood-Connections und die normale Journalistenmaschinerie. Das Wichtigste dabei ist die Darstellung, dass Krebs sich in den nächsten Jahren geradezu epidemieartig ausbreiten wird. Das komplette Konzept liegt in diesem Ordner und kann in 2-3 Jahren in die Köpfe der meisten Menschen implantiert werden.“

Timothy hielt einen ziemlich dicken Aktenordner in seinen Händen mit exakten Vorschlägen, welche Autoren welche Bücher schreiben sollten, wie Krebs besser in Kinos und TV Filmen vermarktet gehört und über 100 komplette Artikel für verschiedene Yellow Press Magazine.

„Das größere Problem wird sicherlich die Finanzierung

der Forschung sein. Nicht, dass unsere Kunden wirklich viel Forschung betreiben müssen, es geht vielmehr darum, wie lassen wir den Kunden gleich zweimal bezahlen. Erstens für die Forschung und zweitens später auch noch für die Therapie. Dies geht nur mit Unterstützung der Regierungen und leider auch nur in den Ländern, in denen es möglich sein wird, dass unsere Auftraggeber Regierungen kaufen können. Also in fast allen wichtigen Absatzländern." Bei diesem Satz konnte sich Timothy ein kleines Schmunzeln nicht verkneifen, konnte er doch bei seinem ersten Geschäft für seine neue Firma am eigenen Leib erleben, wie einfach sich Politiker kaufen lassen und dass es auch hier nur um Geld ging.

„Hierfür benötigen wir den mächtigsten Mann der Welt, und das ist nun mal der amerikanische Präsident. Es wird aber nicht ausreichen, dass er nur verkündet, dass wir mehr in die Krebsforschung investieren müssen, nein, er muss den Menschen Hoffnung geben." Bei diesem Satz konnte sich nun niemand der Anwesenden ein Lächeln verkneifen, denn jeder wusste, was damit gemeint ist. Angst funktioniert nur dann als Geldeintreiber, wenn man den Menschen gleichzeitig auch Hoffnung gibt. Ob diese Hoffnung jetzt real ist oder nicht, interessiert eigentlich niemanden. Es geht nur darum, dass wenn man nur Angst verbreitet, zu viele Menschen resignieren und das wiederum stoppt den Geldfluss. Deshalb muss man immer gleichzeitig Hoffnung anbieten. Wer dieses Prinzip richtig verstanden hat, der kann sehr, sehr reich werden oder aber ein sehr bewusstes Leben führen und muss sich nicht mehr von all den Politikern und Geldmaschinen in Menschengestalt an der Nase herum führen lassen.

„Wir lassen also den Präsidenten sagen, dass es endlich

Hoffnung gibt, den Krebs in wenigen Jahren zu besiegen und dass wir schon heute wissen, wie das geht: durch Genmanipulation." Genmanipulation? Alle im Raum schauten sich an und wussten nicht, was sie davon halten sollten. „Ich kann es in Ihren Gesichtern lesen. Aber glauben Sie mir, Genmanipulationen sind optimal für unser Vorhaben. Ich habe es bis ins Detail durchdacht und die Genforschung ist genau das, was wir benötigen. Wir alle wissen doch, dass wir keine Ahnung haben, was Gene sind und wofür sie im System Mensch eingesetzt werden. Aber genau das ist das Geniale daran. Alle Professoren reden doch heute schon über Gene und Chromosomen, ohne wirklich etwas darüber zu wissen. In unserer „Werbekampagne", wie unheilbar Krebs ist, werden wir permanent erwähnen, dass wir nur über die Gene das Krebsproblem lösen können, und so werden zukünftig die Steuereinnahmen nicht mehr nur für militärische Konzepte verbraucht, sondern auch für medizinische" (Zumindest wissen Sie jetzt, wie es zu der berühmten Rede von *Richard Nixon* am 23.12.1971 kam, als er Krebs den Krieg erklärte).

Benell begann leise zu klatschen, denn er erkannte diesen genialen Schachzug sofort, denn jeder weiß, was Gene sind, doch niemand hat eine echte Ahnung. Das war das richtige Produkt zur richtigen Zeit und Benell wusste das sofort, als er Timothys Konzept hörte und sagte nur: „Und wie bekommen wir all die alternativen Ärzte unter Kontrolle?"

„Das ist relativ einfach. Zuerst einmal müssen wir nur verhindern, dass sie sich zusammenschließen. Da die meisten dieser Ärzte jedoch sehr große Individualisten sind und kein Teamplay kennen, sind einzelne nicht wirklich gefährlich. Parallel dazu müssen wir weltweit gemeinnützige

Krebsvereine installieren. Das Beste an diesen Vereinen wird sein, dass diese nur am Anfang Geld benötigen, denn später werden sie vor allem von Spenden leben. Und je mehr sterben, desto mehr Spenden werden sie bekommen. Anders ausgedrückt könnte man auch sagen, je mehr sie unsere Interessen vertreten, desto größer und einflussreicher werden sie sein, denn sie werden vor allem von Toten Geld bekommen.

Diese Vereine werden absolute Selbstläufer sein und können immer von unseren Auftraggebern kontrolliert werden, ohne dass die Vereine es je verstehen werden. Es wird sogar noch besser kommen. Die Spenden werden fast ausschließlich für unsere Zwecke ausgegeben, z. B. Werbung für konventionelle Onkologie, konventionelle Krebsforschung usw. und alle Patienten denken, dass es sich um unabhängige Vereine handelt. Sie werden in jedem Land die allerbesten Reputationen haben und jeder wird denken, dass sie nur da sind, um die Geißel Krebs zu besiegen."

Wenn ich mir heute überlege, dass weltweit über diese Vereine inzwischen jedes Jahr Milliarden an Euro fließen und wie Recht Timothy hatte, gerade diese Vereine am Anfang großzügig zu unterstützen, dann wird mir ganz schwindlig. Wussten Sie z.B., dass heute mehr als die Hälfte der Einnahmen (über 30 Millionen Euro) der *Deutschen Krebshilfe* Erbschaften sind? Bei der *American Cancer Society* sind es sogar jedes Jahr dreistellige Millionensummen. Genauso wie es Timothy vor über 30 Jahren vorausgesagt hatte.

Doch Timothy ging sogar noch einen Schritt weiter: „Des Weiteren dürfen wir diesen Ärzten keine Plattformen mehr geben, ihre Therapien mit der konventionellen Therapie zu vergleichen. Zukünftig muss es, aus welchen Gründen auch immer, verboten werden, konventionelle Therapien mit alternativen Therapien zu vergleichen, wie es bis heute leider immer noch geschieht. Wir werden nur noch Chemotherapien mit Chemotherapien und Bestrahlungen vergleichen. Somit wird gewährleistet, dass es in diesem Spiel immer nur einen Sieger gibt, nämlich unsere Aufraggeber. Parallel dazu werden wir so genannte Quacksalber-Jäger unterstützen. Es gibt immer enttäuschte Freaks, die gerne etwas bekämpfen wollen. Leider haben diese jedoch in der Regel kein Geld. Sollen unsere Auftraggeber über dritte Personen diesen doch ein paar Dollar aus ihrer Portokasse zukommen lassen und diese werden dann all die Drecksarbeit übernehmen, für die sich unsere Geldgeber selber zu schade sind. Somit sind wir niemals auf John Waynes Hilfe angewiesen und bleiben immer schön sauber."

„John Waynes Hilfe" war übrigens nichts anderes, als der Ausdruck dafür, wenn man einmal ein paar Menschen benötigen sollte, die die Lizenz zum Töten haben. Doch mit Timothys System war gerade dies gar nicht nötig. Wahr ist jedoch, dass es besser gewesen wäre, ab und zu John Waynes Hilfe anzufordern, als das, was Timothy vorschlug. Jedem im Raum war bewusst, was es bedeuten würde, wenn dieses Perpetuum mobile erst einmal etabliert sein würde. Millionen Krebskranke würden absichtlich nicht die Therapie bekommen, die sie benötigen und Millionen von Menschen würden aus Profitsucht sterben müssen. Das Geniale an dem System war jedoch, dass es niemandem klar sein würde. Ärzte werden jeden Tag in den Kliniken um das Leben ihrer Patienten kämpfen und wenn ihre Patienten dann gestorben sind, dann werden sie den Angehörigen erzählen, dass der Patient trotz der besten Medikamente oder trotz der besten Therapie gestorben ist. Weder Arzt noch Angehörige werden verstehen, was hier passiert ist. Und das, auf den ersten Blick, Paradoxe wird sein, dass je mehr dieses System versagt, desto mehr wird man daran festhalten. Denn Timothy war schon damals bewusst, dass Ärzte nun mal zu der Gruppe der Besserwisser gehören und deshalb wird es den meisten von ihnen auch schwer fallen, auch nur eine Sekunde daran zu denken, dass das, was sie machen, falsch sein könnte. Vor allem Ärzte und Pfarrer gehören dieser Gruppe an und mit ihnen funktionieren solche Perpetuum mobiles am besten. Wir wissen heute z. B., dass fast jedes Kind 5-7 Sprachen lernen könnte – und? Unsere Kirchen werden immer leerer – und? Kein einziger Krebskranker hat einen Mangel an Cisplatin oder Cyclophosphamid – und?

Das soeben Geschriebene zu verdauen, ich weiß, es ist nicht einfach. Aber haben Sie sich überlegt, warum Sie es evtl. nicht glauben wollen? Ich kann verstehen, dass es hart ist, dass Millionen von Menschen nicht die richtige Therapie erhalten sollen und deshalb so viele sterben müssen. Sie glauben doch auch nicht an den Unsinn, dass der Irakkrieg deshalb stattgefunden hat, weil Saddam Hussein so viele Massenvernichtungswaffen hatte bzw. Amerika Angst davor hatte, von irakischen Kriegern angegriffen zu werden. Sie wissen doch auch, dass viele unschuldige Menschen im Irak aus finanziellen und politischen Gründen (was fast das Gleiche ist) sterben mussten.

Solche Wahrheiten akzeptieren wir jeden Tag. Sind diese ja auch immer weit von uns weg. Doch wenn es um uns selbst geht, dann glauben wir permanent, dass wir oder unsere Ärzte, Pfarrer, Lehrer usw. selbstverständlich nicht Opfer solcher Systeme sind. Und wir selbst sind doch so intelligent, dass wir auf so was niemals reinfallen würden!

So hart es klingt, aber ich muss Ihnen sagen, Sie haben keine Ahnung. Auch ich hatte bzw. habe bei manchen Systemen bis heute keine Ahnung davon, wie ich manipuliert werde und meine erste Begegnung mit Timothy in Frankfurt war lebensverändernd. Ich habe erst nach unserem ersten Treffen erfahren, wie Timothy durch den Tod seiner ersten Frau sozusagen vom Saulus zum Paulus wurde und heute sein ganzes Vermögen dafür einsetzt, um wenigstens in ein paar Bereichen der Medizin ein Gegengewicht zu der Allmacht der konventionellen Medizin zu erschaffen. Vor allem die armen Länder in Afrika und Asien haben es ihm angetan und das war auch der Hauptgrund warum er nach Frankfurt kam. Er erzählte uns, wie vor allem in Afrika im Namen von Aids ein Genozid stattfindet und wie einer seiner Nachfolger ein neues Perpetuum mobile in Afrika installiert hat.

Obwohl in der Bibliothek unseres Clubs in Frankfurt kein Einziger saß, der leicht zu erschrecken war, konnte man während Timothys Vortrag trotzdem immer wieder Köpfe sehen, die sich von links nach rechts bewegten, gepaart mit verzweifelten Gesichtsausdrücken. Ich erspare Ihnen lieber die Details, weil ich sonst Gefahr laufe, dass Sie dieses Buch für ein totales Hirngespenst eines alten verzweifelten Professors halten, der an einer Krankeit des paranoiden, schizophrenen Formenkreises leidet. Timothy erzählte uns, wie Pharmafirmen in Afrika in Großversuchen vor allem neue Antibiotika, aber auch immunsuppressive Medikamente unter dem Deckmantel neuer Krankheiten, wie z.B. Aids, testen. Gerade die Antibiotikaforschung steht seit Jahren still, und man braucht hier dringend neue Medikamente, da heutzutage schon Kinder gegen die üblichen Mittel immun sind. Timothys Nachfolger ist vor allem mit Aids ein unglaublicher Coup gelungen, der es seinen Auftraggebern erlaubt, auch noch von den Regierungen für diese Forschungen bezahlt zu werden.

Viele Firmen lassen sich sogar direkt mit Diamanten bezahlen, weil die Länder zu wenig ausländische Währungen haben, um sie in Dollars bezahlen zu können. Hinzu kommt einer der größten psychologischen Feldversuche, oder wie würden Sie es nennen, wenn man Millionen absolut gesunder Menschen einfach sagt, dass sie bald an einer geheimnisvollen Krankheit sterben müssen? Ich möchte in diesem Buch nicht näher auf diese Problematik in Afrika und wahrscheinlich zukünftig auch in Asien eingehen (ich bete heute noch, dass es Timothys Nachfolger in Asien nicht gelingen wird), denn ich muss davon ausgehen, dass die meisten Menschen schon jetzt ihre Herausforderungen mit diesem Buch haben und ich möchte Ihren Glauben an die Menschen auch nicht total erschüttern.

Timothy berichtete auch noch über eine Krebskampagne, von der er erfuhr. Die Kampagne im eigentlichen Sinn ist gar nicht interessant, aber die Idee, die dahinter steht, möchte ich Ihnen vorstellen, weil sie ein Prinzip beinhaltet, dem man immer wieder begegnet. Sie kennen doch sicherlich den Satz: „Na ja, ein bisschen Wahrheit ist halt immer dabei.“ Dieses sogenannte Übertreibungs-Prinzip funktioniert sehr gut, wenn man einen Gegner z. B. in der Politik schlecht machen möchte. Man bewirft ihn mit viel Schmutz und übertreibt so maßlos, in der Hoffnung, dass irgendetwas am Schluss doch noch haften bleibt. Dabei gilt, je schlimmer desto besser. Wollen Sie einen Keil in eine Ehe treiben, dann streuen Sie nie nur das Gerücht, Mr. XY hatte eine Affäre mit seiner Sekretärin, nein Sie müssen verbreiten, dass XY ein Kinderschänder ist, sich täglich Pornobilder von den Internetseiten herunterlädt und permanent Affären hat. Herr XY wird dann versuchen, vor allem das Bild des Kinderschänders sofort wieder gerade zu stellen. Glauben Sie mir, die meisten sind dann so froh, dass sie nicht mehr als Kinderschänder oder Pornofreak dastehen, dass es ihnen am Schluss egal ist, ob noch jemand denkt, dass sie ab und zu fremd gehen. Und schon haben Sie erreicht was Sie wollten. Dieses Prinzip funktioniert auch perfekt in der Medizin. Harmlose Knoten werden als bösartigste Krebsarten dargestellt, sodass Patienten schlimmste Chemotherapien über sich ergehen lassen und über Jahrzehnte haben uns die Handlanger der Pharmafirmen erzählt, dass Medikamente nur so gut sind, wie ihre Nebenwirkungen.

Je mehr Nebenwirkungen ein Medikament hat, desto besser wirkt es auch. Dazu kann ich aus heutiger Sicht nur noch sagen, wie blind sind wir eigentlich inzwischen, dass wir so einen Unsinn auch noch glauben?. Nebenwirkungen sind kein notwendiges Übel einer Therapie, sondern stellen die eigentlichen Hauptwirkungen dar. Ganz nebenbei dienen sie auch noch dazu, dass Sie entweder noch mehr Medikamente benötigen oder nicht so schnell gesund werden. Ein perfekt installiertes Perpetuum mobile, mit dem man vor allem bei alten Menschen richtig viel Geld verdienen kann. Wie oft hatte ich es selbst erlebt, dass Patienten zu mir kamen und teilweise mehr als 10 verschiedene Medikamente eingenommen haben. Natürlich nur zum Wohle der Patienten und nicht zum Wohle einiger Weniger, um noch reicher zu werden. Wie blind war ich nur über all die Jahre als Arzt! Eine verknüpfte Medientechnik hat es vor allem seit dem Internetzeitalter geschafft, uns permanent Krankheiten zu verkaufen, die es gar nicht gibt. Dabei wird vor allem das Übertreibungs-Prinzip eingesetzt. Es ist eigentlich egal, um welche Krankheit es sich handelt, wichtig ist nur, dass dermaßen übertrieben wird, dass jeder davor Angst hat. So im Stile von jeder mit einem erhöhten Blutdruck oder Cholesterinspiegel steht vor einem Schlaganfall, Bypässe sind die letzten Rettung für Herzkranke und aktive Kinder haben Aufmerksamkeitsdefizite.

Diese Liste könnte ich hier leicht um tausend weitere Krankheiten erweitern und auch hier wissen weder Ärzte noch Patienten, dass sie permanent belogen und betrogen werden. Aus diesem Grund werden sie natürlich immer sagen, dass das, was sie tun, absolut richtig ist und sich mit Händen und Füßen gegen notwendige Änderungen wehren. Was wäre denn die Alternative? Sich eingestehen, dass man jahrelang auf clevere Marketingleute hereingefallen ist und aus voller Überzeugung dazu beigetragen hat, dass wenige Menschen immer reicher geworden sind – auf Kosten der eigenen Patienten?

Ich kann gut verstehen, dass die Mehrheit der Ärzte mich lieber für verrückt hält, ich kann gut verstehen, wenn sich große Interessengruppen gegen dieses Buch wehren, ich kann gut verstehen, wenn Sie die Welt gerne anders, genauer gesagt, besser sehen wollen – nur, ändern, nein ändern wird das leider gar nichts und genau das wissen Genies wie Timothy auch und sind bis heute davon überzeugt, dass man diese Perpetuum mobiles nicht mehr stoppen kann. Halten Sie mich für arrogant oder fanatisch oder einfach für einen Weltverbesserer. Ich glaube fest daran, dass wir diese, ohne Zweifel von Genies wie Timothy, perfekt installierten Perpetuum mobiles wieder stoppen können - und stoppen müssen, wenn wir zukünftig nicht noch mehr Leid ertragen wollen.

Timothys Vortrag war übrigens mit einer der Auslöser, dass ich gesagt habe, ich muss ausbrechen und der Welt über all diese Dinge berichten, selbst auf die Gefahr hin, dass die Welt, so wie sie heute ist, noch nicht für die Wahrheit genügend vorbereitet ist.

Prof. Buljakin, Prof. Gruganov & *Dr. Hamer*

Ich erinnere mich noch, wie mich Hermann an einem regnerischen Vormittag fragte, ob ich nicht abends Lust hätte, mit ihm auf einen Vortrag eines Dr. *Ryke Geerd Hamers* zu gehen. Dieser Name war mir bis dahin unbekannt, aber ich wusste natürlich, dass Hermann mich nicht umsonst fragen würde, sondern genau wusste, wer dieser Dr. *Hamer* ist. Dr. *Hamer* war, ohne Zweifel, ein Mann mit einem gewissen Charisma, der sein Publikum mit dem, was er zu erzählen hatte, fesseln konnte. Ich bin zwar davon überzeugt, dass die meisten Zuschauer seinem Vortrag nicht folgen konnten, doch Hermann und ich sahen uns öfter kurz an und nickten leicht, denn Dr. *Hamer* hatte ohne, zumindest meines Wissens, jemals mit einem Clubmitglied gesprochen zu haben, sehr interessante Aspekte selbst herausgefunden.

So sprach er vom Tumor als einem biologischen Selbsthilfeprogramm, dem großen Einfluss der Psyche bzw. einer Stresssituation als Notwendigkeit der Tumorentstehung und vor allem von den Selbstheilungskräften eines Menschen. Am wichtigsten war für mich seine Nachricht an die Zuhörer, dass Krankheiten nichts Schlechtes sind, sondern Regulationssysteme des Körpers. Ich muss sagen, dass ich wirklich angenehm überrascht war, von seinem Wissen und von seiner überzeugten Art, wie er dieses Wissen vortrug. Nach einer kurzen Pause sprach er dann über die verschiedenen

Keimblätter und welchen Einfluss es hat, welches Keimblatt im Gehirn von einer psychischen Belastung betroffen ist. Mir war das Ganze genauso wie Hermann nichts wirklich Neues, hatte ich diese Ideen doch schon mehrere Jahre zuvor bei zwei russischen Forschern namens Buljakin und Gruganov fast identisch gehört. Als Dr. *Hamer* dann auch noch damit begann, eine Tumorentstehung an eine bestimmte Konfliktsituation zu koppeln, war ich mir nicht mehr sicher, ob er jetzt die beiden Russcn kopierte oder aber einige Jahre später auf die gleiche Idee kam. Ich weiß es übrigens bis heute noch nicht, aber es ist mir auch nicht besonders wichtig. Buljakin und Gruganov hatten schon Jahre bevor Dr. *Hamer* seine *Neue Medizin* in Deutschland präsentierte, Ähnliches veröffentlicht und auch äußerst interessante Versuche gemacht, um ihre Thesen zu untermauern (Insidern sind sicherlich die „Sonntagsmeetings" in St. Petersburg bekannt, die teilweise ja sogar öffentlich waren).

Doch sie machten anfangs die gleichen Fehler wie sie die heutigen Anhänger der *Neuen Medizin* immer noch machen. Sie gingen von relativ wenigen Konfliktgruppen aus und glaubten genauso wie *Dr. Hamers* Anhänger es sogar heute noch tun, obwohl sie es anhand der vielen Misserfolge eigentlich besser wissen sollten, dass z.B. ein Brocken-nicht-verdauen-Können-Konflikt einen Pankreaskrebs auslöst. Ist dieser Konflikt nicht sofort offensichtlich, dann wird halt so lange mit dem Patienten geredet, bis man einen zumindest ähnlichen Konflikt gefunden hat und benennt dann diesen einfach so.

Einerseits wirft *Dr. Hamer* der konventionellen Medizin vor, dass sie alle Krebspatienten über einen Kamm schert bzw.

gleich behandelt, und andererseits haben für ihn alle Frauen, die in der linken Brust einen Tumor haben und Rechtshänderin sind, einen Trennungs- oder Sorgekonflikt um Kind, Mutter oder Nest. Und ist der Tumor in der rechten Brust, dann ist es eben ein Partnerkonflikt.

Die gleichen Fehler hatten Buljakin und Gruganov ebenso gemacht, bis sie in ihren Studien dann aufzeigen konnten, dass erstens die Einteilung der Konfliktgruppen viel verschachtelter ist und zweitens auch die Keimblattzugehörigkeit Gehirn und Organ weitaus komplizierter ist, als dies von Dr. *Hamer* bis zum heutigen Tag dargestellt wird. Buljakin arbeitet heute mit modernsten Brainimagingdarstellungen in Russland und konnte beweisen, dass die energetischen Manifestationen im Gehirn zwar vorhanden sind, es aber nicht nur eine Konflikt- bzw. Postkonfliktphase gibt, sondern dieser Prozess in Wahrheit in mehr als 10 verschiedenen Phasen abläuft. Wenn man jedoch bedenkt, dass Dr. *Hamer* vor über 20 Jahren gerade mal ein einfaches CT- Bild zur Verfügung stand, dann muss man seine Leistung wirklich anerkennen, immer vorausgesetzt, er kannte Buljakins und Gruganovs Arbeiten nicht auf einem anderen Weg.

Was *Dr. Hamer* Schießscheiben nennt, nannten Buljakin und Gruganov schon Jahre zuvor manifeste Kreisenergien und arbeiteten über Jahre hinweg an einer Software, welche genau solche Kreisenergien besser auf Gehirnaufnahmen erkennt und auswertet. Die Auswertung sollte vor allem dazu dienen, zu erkennen, wie aktiv die Kreisenergie noch ist. Heute ist Buljakin Dank modernster Computer, PET, 3D-Thermographien und funktioneller Magnetresonanztechnologie schon so weit, dass er selbst jahrelang zurückliegende

Kreisenergien, die man in üblichen CT-Aufnahmen nicht mehr sehen kann, so detailliert darstellen kann, dass man sehen kann, wie sehr dieser Konflikt einen Patienten derzeit beeinträchtigt.

Was sich hier für Laien, Zweifler oder Nichtkenner der Materie wie eine der üblichen Spielereien eines Wissenschaftlers anhört, ist in Wahrheit ein unglaubliches Diagnoseinstrument für alle Arten von Krankheiten und allein diese Software könnte die Medizin revolutionieren. Vor allem die Tiefen der diagnostischen Möglichkeiten sind so unglaublich, dass sich die meisten Ärzte nicht einmal im Ansatz vorstellen können, welche Chancen sich hier auftun. Insider dagegen werden leicht verstehen, welches Instrument ein Arzt hier in der Hand hat, um seinem Patienten genau erklären zu können, warum er diese Krankheit hat, was bzw. ob er überhaupt etwas „dagegen" tun muss und vor allem, wie lange der Gesundungsprozess wohl dauern wird.

Leider muss ich Buljakin Recht geben, was er mir in unserem letzten Gespräch, kurz vor Weihnachten 2004, in einem kleinen Städtchen in Russland, mitgeteilt hat: „Lieber Peter, es gibt zwei Möglichkeiten, diese Software einzusetzen. Die erste ist die, so wie wir es derzeit praktizieren. Hier an unserer Klinik und an zwei Partnerkliniken, leider nur an relativ wenigen Menschen. Klein aber extrem fein. Die zweite wäre, sie nach Moskau an eine große Klinik zu bringen und dann Tag und Nacht zu beten, dass ich das Ganze überleben werde. Schau mich an, ich bin inzwischen über 60 Jahre alt und in manchen Monaten bekomme ich noch nicht einmal mein Gehalt ausbezahlt, weil es Herr *Putin* nicht gerade für besonders wichtig erachtet, ob seine Staatsdiener immer pünktlich bezahlt werden. In unserem Alter muss man sich doch solch einen Stress nun wirklich nicht mehr antun." Daraufhin erhob er sein Wodkaglas und zeigte mir unmissverständlich, dass es sich nicht lohnt, weiter über dieses Thema zu reden.

Er konnte natürlich nicht wissen, dass ich mir schon zu diesem Zeitpunkt Gedanken darüber machte, mein Wissen in Form eines Buches in die breite Öffentlichkeit zu tragen und seine Worte bei mir auf einen anderen Boden fielen als dies bei früheren Treffen der Fall war. Ich ließ ihn in Ruhe, obwohl mir bewusst war, wie viel Elend auf diesem Planeten Buljakin mit seiner Software stoppen könnte. Es bereitet mir auch heute noch echte Schmerzen darüber nachzudenken, dass es in Russland ein paar wenige Menschen gibt, die im Gehirn Krankheiten sehen und weltweit unzählige Patienten mit geringen Kosten Heilung bringen könnten (Übrigens, kurz vor Drucklegung des Buches bekam ich von Buljakin einen Anruf, in dem er mir mitteilte, dass er seine Software Ende 2006 erstmals auch an eine Klinik in den Vereinigten Arabischen Emiraten verkauft hat).

An einem Punkt muss ich Buljakin leider Recht geben. Niemand ist auf dieser Welt daran interessiert, dass Kranke wieder gesund werden, ohne dass diese Gesundung viele Kosten verursacht. Und genau das würde man mit Buljakins Software erreichen. Man würde nur noch 700 anstatt 70.000 Medikamente benötigen und von diesen 700 wären 600 für akute Erkrankungen bestimmt. Überlegen Sie selbst einmal, was das bedeuten würde! Krankenkassen müssten den größten Teil ihrer Mitarbeiter entlassen, genauso wie Pharmafirmen und Krankenhäuser. Allein daran sind weder Politiker noch

Firmenchefs interessiert und auch wir im Club haben schon mehrmals darüber gesprochen, ob unsere Gesellschaft solch eine Revolution überhaupt ertragen könnte. Auch wenn ich innerhalb des Clubs hier ziemlich alleine stehe, aber ich glaube immer noch daran, dass ein Ende mit Schrecken besser ist als unser derzeit gelebter Schrecken ohne Ende.

Ich beobachte *Dr. Hamers* Weg jetzt seit über 20 Jahren, und wenn ich bedenke, wie weit die *Neue Medizin* heute gekommen ist, dann stimmt mich das Ganze doch etwas traurig. Noch immer wird mit alten CT-Aufnahmen gearbeitet und innerhalb seiner Anhängerschar gibt es permanent Kleinkriegerei und Rechthaberei. Dies wundert mich nicht wirklich, denn *Dr. Hamer* war schon als ich ihn zum ersten Mal hörte ein gebrochener Mann, der seine Trauer, vor allem über den Tod seines Sohnes, über Kampf auslebte. Im Gegensatz zu seinen Patienten, hat er seine eigene Konflikte anscheinend niemals geklärt. Dass so ein Kämpfer natürlich auch lauter kämpferische und oftmals komplett verblendete Menschen speziell aus Österreich, aber auch aus Deutschland und Italien anzieht, leuchtet mir ein. Ich finde es jedoch sehr schade, denn hier wurde eine einmalige Chance vertan.

Auch wenn Dr. *Hamer* sich in einigen Bereichen total irrt, so bin ich davon überzeugt, dass, wenn er mehr ausgebildete Mediziner und weniger medizinische Laien um sich gesammelt hätte, diese recht bald auf die gleichen Ergebnisse wie Buljakin und Gruganov gekommen wären. Die Neue Medizin hätte die Chance gehabt, etwas ganz Besonderes ins Rollen zu bringen. Doch hierzu benötigt man medizinisches Spezialwissen und es reicht nicht aus, nur über andere „Weißkittel" zu schimpfen.

Wie es heute aussieht, stehen Dr. *Hamers* Anhänger, z. B. durch ihren offensichtlichen Antisemitismus, näher daran ins soziale Abseits gedrängt zu werden als an die medizinische Front. Keiner seiner Anhänger scheint jemals in Haifa oder Jerusalem gewesen zu sein, denn sonst könnten sie ja selbst sehen, dass in Israel keine *Neue Medizin* praktiziert wird, wie von *Dr. Hamer* permanent behauptet.

Stattdessen wird ununterbrochen über Juden im Allgemeinen, aber auch über Scientologen, Logenverbände usw. hergezogen und gelogen, dass diese Menschen die Verbreitung der Neuen Medizin verhindern würden. In Wahrheit sind es jedoch die Anhänger selbst, die die Verbreitung verhindern und bis heute verstehen sie nicht, dass all die Diskussionen über *Dr. Hamers* Aussagen bezüglich Antisemitismus bzw. seine paranoid wirkenden Angriffe gegenüber dem medizinischen Establishment systematisch gesteuert werden und sich seine Anhänger so inzwischen seit 20 Jahren in einem Käfig aufhalten, ohne es zu bemerken. Ich kann nur hoffen, dass sich eines Tages ein paar „Sehende" in die *Neue Medizin* verirren und den anderen erklären, dass deren Stammtischdiskussionen ihre Sache nicht nur nicht weiterbringen, sondern extrem blockieren.

Ich halte die Sache mit Dr. *Hamer* immer noch für sehr schade. Ich wünsche ihm, der ebenfalls meiner Generation angehört, dass er im Alter, genauso wie ich, seine verdiente Ruhe findet und seine Gegner nicht mehr bekämpfen muss. Nur mit Liebe kann man wirklich Großes erreichen.

Valeri Karpari

oder Warum Organe doch nachwachsen können

Obwohl Russland in den letzten Jahren so etwas wie eine zweite Heimat für mich geworden ist, wollte ich, nachdem Buljakin mir voller Stolz die Genauigkeit seiner Software demonstrierte hatte, eigentlich sofort weiter nach Moskau bzw. nach Hongkong fliegen.

Doch Buljakin ließ mich nicht so schnell nach Hause, wie ich eigentlich geplant hatte, denn er wollte mir unbedingt noch ein paar Patienten vorstellen, die ich so bestimmt noch nicht kennen würde. Da ich in den letzten Jahren schon so viele unglaubliche Patienten kennen gelernt hatte, war ich eigentlich nicht so sehr darauf erpicht, noch ein paar „Wunderheilungen“ zu sehen und wollte lieber zurück zu meiner geliebten Frau Jill und zum Dim Sum Essen fliegen. Doch Buljakin bestand darauf und so fuhren wir am nächsten Tag, mal wieder, stundenlang durch herrliche russische Landschaften und über katastrophale Straßen, die man kaum ohne Bandscheibenschaden überleben konnte. Abends kamen wir dann müde in einem Landeskrankenhaus an und Buljakin stellte mich dem Chef der Klinik, Prof. Valeri Karpari, vor. Er war ungefär Mitte sechzig, hatte noch volles, wenn auch ergrautes, Haar und erschien mir als ein sehr in sich gekehrter Mann, der die Öffentlichkeit eher scheute.

Dies war nicht gerade üblich für russische Chefärzte, zumindest nicht für die, die ich bisher kennen lernen durfte. Nach dem üblichen Begrüßungs-Small Talk, legte er mir etwas überraschend am späten Abend CT-Aufnahmen von einer seiner Patientinnen auf den Tisch und bat mich, ihm zu erklären, was ich da sehen kann. Ich verstand erst gar nicht, was er wollte, aber mein Freund Buljakin sagte nur: „Schau genau hin“ und genau das tat ich. Vor mir lagen die CT- Aufnahmen einer Frau, der die Gebärmutter entfernt worden war, wie die V/N- Aufnahmen klar zeigen konnten.

Doch dann lächelte Karpari und sagte: „Fast richtig, doch betrachten Sie noch einmal das Datum mit der CT-Aufnahme, bei der Sie die Gebärmutter sehen können.“ Das Datum der CT-Aufnahme MIT der Gebärmutter lag komischerweise 6 Monate nach der anderen Aufnahme und ich sagte nur, da müsse es sich wohl um eine Verwechslung handeln. Doch Valeri Karpari sagte klar, dass es sich nicht um eine Verwechslung handelte: „Genauso wie bei all diesen anderen Fällen“ und ging mit mir in ein Nebenzimmer. Er zog eine Schublade auf und sagte nur: „Bitteschön, bedienen Sie sich.“ Obwohl ich immer noch nicht verstand, worum es hier eigentlich ging, holte ich mir 2 Fälle aus dem alten Stahlschrank und betrachtete CT- bzw. Röntgenaufnahmen. Der erste Fall war ein Krebspatient nach einer Magen-Operation und der zweite, der einer Frau nach einer Ovarektomie (Eierstockentfernung). Bei beiden Fällen waren anscheinend die Organe, Magen und Eierstöcke, wieder nachgewachsen. Da ich immer noch nicht so recht wusste, was das Ganze eigentlich sollte, setzte ich mich zuerst einmal hin und hob meine Schultern etwas an, als Zeichen meines Unverständnisses.

Wieder war es Buljakin, der sprach: „Peter, ich kann gut verstehen, wie es dir geht, denn als ich vor vielen Jahren zum ersten Mal davon hörte, dass Organe nachwachsen können, dachte ich auch an Hexerei und wollte mich nicht damit beschäftigen. Aber nachdem inzwischen einige Forscher sich sogar an die Öffentlichkeit trauen und ihre Fälle auf Konferenzen vorstellen, bat ich meinen alten Freund Valeri, dir ein paar seiner Fälle zu zeigen. Ich kenne dich ja inzwischen lange genug, um zu wissen, dass dich erstens nichts so leicht umwirft und du zweitens Dingen immer auf den Grund gehst, bevor du dir eine Meinung bildest. Jetzt hast du also die Gelegenheit, nicht nur von mir zu erfahren, wie man unnötige Therapien vermeidet, sondern sogar, wie man die Fehler unserer Kollegen wieder korrigiert!“

Buljakin konnte nicht einmal im Ansatz erahnen, wie sehr mich seine Worte trafen. Ohne Zweifel hatte er Recht, dass mich nach vielen Jahren der Clubmitgliedschaft wirklich nichts mehr so leicht umwirft, aber Organe, die nachwachsen, also das war nun selbst für einen Mediziner wie mich starker Tobak. Andererseits kennen wir es ja aus der Tierwelt, dass Schwänze oder Gliedmaßen nachwachsen können und was ein Tier kann, sollte ein Mensch eventuell auch können. Da ich doch ziemlich verwirrt war, lehnte ich mich zuerst einmal zurück und fragte Karpari, was es denn mit diesen Fällen auf sich hätte und ob er mir erzählen könne, welche Therapie es denn ermögliche, dass Organe wieder nachwachsen.

„Wissen Sie, sehr verehrter Kollege, ich wurde selbst das erste Mal mit diesen Dingen konfrontiert, als ich in unserem Krankenhaus auf der gynäkologischen Abteilung eine junge Frau mit ihrem Kind traf, deren Gebärmutter ich persönlich vor Jahren in einem anderen Krankenhaus entfernt hatte. Ich dachte zuerst, es müsse sich um eine Zwillingsschwester handeln, aber sie war es wahrhaftig und hatte gerade einen gesunden Sohn geboren. Sie können sich ja selbst vorstellen, wie ungläubig ich geschaut habe. Die Sache ließ mich aber nicht mehr los und ich begann zu forschen, was die Frau getan hatte. Sie berichtete mir dann davon, dass sie nur dreimal zu einem Heiler gegangen war, und dieser bestimmte Meditationen mit ihr machte und sie dann mit „Meditationshausaufgaben“ entließ, welche sie monatelang fortführte. Das war alles.“

Ich schüttelte nur den Kopf und fragte ihn, ob die anderen Fälle auch „nur“ meditiert hätten und keine Medikamente eingenommen bzw. welche Erklärung er denn dafür hätte, dass so etwas möglich sei. Die erste Frage konnte er mir schnell mit einem klaren Ja beantworten. Bezüglich der Erklärungen wurde es dann schon deutlich inhaltsvoller. „Ich habe bis heute zwei Erklärungen finden können, nachdem ich mich in den letzten Jahren intensiv mit dieser Sache beschäftigt habe und bin gerne bereit, Ihnen beide etwas genauer zu erklären. Die erste Theorie besagt, dass es 3 Ebenen des Daseins gibt. Die materielle, die geistige und die informative Ebene. Die meisten Menschen verbringen ihr Leben leider hauptsächlich auf der materiellen Ebene und einige Menschen auch auf der geistigen bzw. in Kombination beider Ebenen.

Doch die informative Ebene anzusprechen bzw. mit ihr zu kommunizieren, das können nur wenige Menschen. Doch wer dies kann, der ist auch in der Lage all das gesammelte Wissen der letzten Jahrtausende sozusagen „anzuzapfen“ und Unglaubliches zu bewirken. Wir in Russland würden dazu sagen, wer das kann, kann auch mit Gott sprechen. Was immer auf dieser Erde passiert, sammelt sich auf der Informationsebene an und, ob wir wollen oder nicht, unsere Zellen, bzw. unser Unterbewusstsein, zapfen diese Quelle permanent an. Leider können es nur wenige Menschen bewusst tun, wie z.B. wenige Heiler oder Geistliche."

Ungeduldig und pragmatisch wie ich nun mal immer noch bin, fragte ich Karpari, was ihm dieses Wissen denn jetzt bringen würde. „Oh sehr, sehr viel. Ich weiß Sie kennen sich ja sehr gut mit Krebs aus, wie mein Freund Buljakin mir erzählte. Bei Krebs ist es so: Die Informationsebene wird permanent gefüttert mit einem Wissen der Krebsbekämpfung, die fast nur auf der materiellen Ebene stattfindet, denn weltweit findet fast nur noch eine Krebsbekämpfung auf der materiellen Ebene statt. Sie kennen das ja, immer wieder neue Chemotherapien und andere Substanzen die z.B. aus der Genforschung kommen. Doch je mehr auf dieser Ebene geforscht wird, desto größer wird der Informationspool, aus dem sich Krebszellen bedienen können. Im Umkehrschluss bedeutet dies, dass Krebszellen immer intelligenter werden und je mehr dann auch noch auf der materiellen Ebene therapiert wird, desto mehr Krebstote wird es geben. Krebs muss also zuerst einmal auf der geistigen Ebene therapiert werden."

Da ich zuerst einmal kein Wort von dem verstand, was Karpari da von sich gab, bat ich ihn darum, mir das Ganze noch einmal etwas detaillierter zu erklären und Sie können erahnen, dass ich danach micht mehr wirklich gut schlafen konnte. Karpari erklärte mir dann ausführlich, wie diese Erkenntnisse sein Leben als Arzt veränderten und wie er selbst zum „Engel" wurde. Engel ist ein Begriff, der bedeutet, dass Menschen in der Lage sind, mit der Informationsebene zu kommunizieren. Karpari arbeitet immer noch als Chefarzt, aber vielleicht ist „sein“ Krankenhaus in der Tiefe Russlands das einzige auf der Welt, in dem nur ganz wenige Medikamente verschrieben werden. Es war sehr beeindruckend für mich, dass es solche medizinische Inseln noch auf diesem Planeten gibt.

Ich möchte Ihnen auf jeden Fall auch noch die zweite Erklärung von Karpari erzählen, da auch diese sicherlich für viele Leser von Interesse sein wird. „Auf meiner Suche nach Erklärungen traf ich in St. Petersburg einen Mitstreiter namens Alexander Smysnik, der auch viele solcher Fälle gesammelt hatte. Er war eigentlich Physiker und beschäftigte sich mehr mit Photonen und Laserforschung als mit Medizin. Durch einen Fall in seiner Familie kam er zu seiner eigenen Forschung und fand Erstaunliches heraus. Er sagt, dass unser Körper permanent von Kopf bis Fuß 52 verschiedene Frequenzen aussendet. Das bedeutet auch, dass all unsere Zellen nur wenige Frequenzen benützen, um miteinander zu kommunizieren. Leider haben wir bis heute keine Geräte um diese Frequenzen immer exakt zu messen und können nur Vergleiche anstellen. Bei seinen Messungen stieß Smysnik auf ein interessantes Phänomen. Er begann die Frequenzen von Thalidomid (Contergan) zu messen und diese mit den Frequenzen der Arme und der Beine zu vergleichen. Interessanterweise sendet Thalidomid exakt auf der gleichen Frequenz. So wurde den Föten der schwangeren Frauen permanent „vorgetäuscht“, dass vor allem die Arme, aber auch manchmal die Beine schon entwickelt wären, wenn die unwissenden Mütter Contergan einnahmen. So gebaren diese Frauen hauptsächlich Kinder ohne Arme und Beine und ohne zu verstehen, was damals geschah.“ Auch diese Erklärung war mir zuerst einmal unbekannt, aber durch mein Vorwissen leichter verständlich als die erste. Laut Smysnik gibt es zwei Möglichkeiten, die richtigen Frequenzen zu finden. Erstens über künstliche Geräte, was zumindest teilweise die Erfolge von Erfindern wie *Royal Rife* oder *George Lakhovsky* erklärt oder aber über Meditation, was die Erfolge einiger Heiler erklärt. Diese Heiler erzielen ihre Erfolge über Heilkräfte, Meditation und Visualisierungsübungen und haben solche Fälle schon mehrmals im russischen oder chinesischen Fernsehen gezeigt und von anerkannten Wissenschaftlern bestätigen lassen, um Missverständnisse zu vermeiden. Meistens handelt es sich bei diesen spektakulären Fällen übrigens um Visualisierungstechniken zur Beeinflussung der DNA, welche in Deutschland noch relativ unbekannt sind. Da ich weiß, dass es schon verschiedene Gruppen in Deutschland gibt, die solche DNA-Übungen anwenden, bin ich davon überzeugt, dass in den nächsten zwei Jahren auch in deutschen Zeitungen darüber berichtet werden wird.

Mir ist natürlich bewusst, dass ich inzwischen meine Glaubwürdigkeit bei Ihnen sehr strapaziere, aber ich wollte Ihnen trotzdem Karpari und Smysnik nicht vorenthalten, und glauben Sie mir, es wird nur noch wenige Jahre dauern, bis dieses Thema öffentlich in Europa diskutiert wird und dann das eigentlich dahinterstehende Thema, nämlich die Unsterblichkeit von Zellen, neu diskutiert wird. Es gibt heute schon, nicht nur in Russland, neue Diskussionen bezüglich Kapitel 11 des Johannes-Evangeliums (Die Auferweckung des Lazarus).

Selbst wenn Sie kein gläubiger Mensch sind, wird Sie das Thema, wie Menschen gesund 150 Jahre und älter werden können, ganz bestimmt interessieren. Beide Theorien von Karkarin erklären, wie Menschen es schaffen können, dass sie im hohen Alter gesünder sein können als weitaus jüngere Menschen.

Erneut muss ich mir leider eingestehen, dass die Menschheit auch für dieses Thema nicht besonders gut vorbereitet ist und ich hoffe, dass wir alle in den nächsten Jahren in der Lage sein werden, große geistige Schritte zu tun, damit endlich das Zeitalter der Änderungen beginnen darf.

Der Grund dieses Buch zu schreiben

All das bis jetzt Gesagte, hätte mich wahrscheinlich niemals dazu veranlasst, ein Buch zu schreiben und meinen Club zu verlassen. Nicht weil ich finde, dass die Informationen es nicht wert gewesen wären, ganz im Gegenteil, sondern eher weil ich davon ausgegangen bin, dass all die Wörter von den meisten wahrscheinlich nur gelesen werden, ohne daraus Konsequenzen zu ziehen. Verschiedene Systeme wurden in den letzten Jahren installiert um fast die gesamte Weltbevölkerung, gelinde ausgedrückt, dumm und an das System angepasst ihr Leben verbringen zu lassen. Da fast niemand weiß, wie solche sich selbst erhaltenden Systeme funktionieren, gibt es auch kaum Menschen, die ihnen entgehen können. Auch wenn ich die Hoffnung nicht verloren habe, dass es spätestens am Ende des 21. Jahrhunderts mehr Sehende als Blinde gibt, so wäre ich niemals auf die Idee gekommen, all das schon Erzählte in Buchform zu bringen, wenn ich Alexander Radjani nicht persönlich kennen gelernt hätte. Neben Timothy hat mich Alexander am meisten beeinflusst und deshalb möchte ich Ihnen seine interessante Lebensgeschichte auch etwas genauer erzählen.

In einer Schule für Hochbegabte verbrachte Alexander seine Jugend und seine Leidenschaft galt schon als Teenager der Geologie und Biologie. Im Speziellen interessierte ihn die Evolutionsgeschichte. Für Medizin hatte er bis zu seinem 20. Lebensjahr nur ein Lächeln übrig, bis er sich in seine

Kommilitonin Elena verliebte, die er eigentlich schon seit Jahren kannte. Doch vielleicht kennen Sie auch den Songtext von Klaus Lage: Tausendmal berührt, tausendmal ist nichts passiert… Genauso erging es Alexander als er Elena zum xten Mal in einer Diskussionsrunde an der Elite-Universität gegenüber saß und sich wie aus dem Nichts unsterblich in sie verliebte. Es dauerte nur wenige Tage, bis seine Liebe erwidert wurde und die beiden wurden so etwas wie ein Traumpaar, weil beide auf ihren Gebieten durch außergewöhnliche Fähigkeiten auffielen. Eine davon war, dass Alexander und Elena beide ein fotografisches Gedächtnis hatten und selbst Professoren der älteren Generation es oftmals nicht glauben konnten, was diese beiden doch noch recht jungen Menschen schon alles wussten.

In den nächsten Jahren blitzte das Talent von Alexander immer wieder auf, indem er außergewöhnliche Theorien über unseren Planeten veröffentlichte. Egal, ob es sich um unbekanntes intelligentes Leben in der Tiefsee handelte oder um neue Ansichten über Veränderungen der Ozonschicht. Seine logischen Analysen und mutigen Aussagen faszinierten Wissenschaftler nicht nur an seiner Universität, bis es zu einem Eklat kam. Er war inzwischen der jüngste Professor an der Universität, als er während einer Vorlesung von einem Studenten gefragt wurde, welche Wissenschaftsrichtung er für am rückständigsten halte und er antwortet mit den undiplomatischsten Worten, mit denen man als junger Dozent überhaupt antworten konnte, nämlich kurz und knapp mit den Worten: „Ganz klar, Medizin.“

Danach machte er seinen zweiten großen Fehler an diesem Tag. Er erklärte in knappen und für die meisten Studenten in absolut unverständlichen Worten, seine neueste Theorie über

Regulationssysteme im menschlichen Körper und dass diese fast ausnahmslos von den heutigen Medizinern ignoriert werden. Alexander war zu diesem Zeitpunkt überhaupt nicht bewusst, dass er DIE goldene Regel der Universität verletzt hatte, nämlich eine komplette Fakultät der Wissenschaft bloßzustellen. Doch für Alexander zählte nur pure Wissenschaft, und ihn ärgerte schon lange, dass sich seine Kollegen der Medizin immer und immer wieder als Wissenschaftler aufspielten, obwohl es doch jedem einigermaßen logisch denkenden Menschen klar war, dass Medizin keine Wissenschaft ist, sondern fast ausschließlich von der Erfahrungslehre lebt.

Ich erspare Ihnen, welches Spießrutenlaufen in den nächsten Monaten auf Alexander zukam und erzähle Ihnen sofort, welche Konsequenzen Alexanders Handeln hatte. Nach drei Monaten verließ Alexander beleidigt die Universität und die Stadt. Für seine Frau Elena kam es sogar noch schlimmer. Sie hatte inzwischen eine steile Karriere hinter sich und war Professorin für Psychologie. Obwohl sie nun wirklich nichts für die Aussagen ihres Mannes konnte, legte man auch ihr nahe, die Universität zu verlassen. Im Nachhinein waren die Entlassungen wahrscheinlich das Beste was den beiden, und vor allem der Menschheit, passieren konnte.

Doch es gibt kein Yin ohne ein Yang. Die depressive Phase wurde gleich Anfang Januar beendet, kurz nach dem russischen Weihnachtsfest am 7. Januar, diesmal in Form eines Telefonanrufes eines reichen Mannes aus dem Südosten des Landes. Auch wenn die offizielle Perestroika erst im Juni 1986 von *Michail Gorbatschow* und seinem Chefideologen *Alexander Jakowlew* eingeleitet wurde, so gab es doch schon viele Jahre zuvor Menschen, die sich schon lange von der offiziellen Politik Moskaus verabschiedet hatten und ihre eigenen

Wege gingen, soweit dies in Russland eben möglich war. Einer davon war Evgenij Botwin. Er erkannte schon damals, dass wer Öl und Gas bzw. dessen Verkauf kontrolliert, mächtiger ist als alle Genossen in Moskau und baute sich ein kleines, aber doch recht mächtiges Imperium in einem kleinen Teil der Russischen Republik auf, dessen Namen noch nicht einmal Russen kannten, geschweige denn Europäer oder Asiaten.

Evgenij gab sein vieles Geld jedoch nicht nur für Luxusartikel aus, wie es die „Neuen Russen" heute so lieben, sondern verstand, dass er nur an der Macht bleiben konnte, wenn er anderen immer einen Schritt voraus war. Seiner Ansicht nach war dies jedoch nur möglich, wenn er intelligente Menschen um sich scharte. Evgenij selbst hatte bestimmt keinen IQ, der über dem anderer durchschnittlicher Russen lag, aber sein Emotionaler Quotient war dafür extrem hoch und er hatte ein unwahrscheinliches Gespür dafür, wer es ehrlich mit ihm meinte und wer nicht. Dies war in seiner Position auch absolut notwendig und zwar nicht nur um viel, sehr viel Geld zu verdienen, sondern auch um, im wahrsten Sinne des Wortes, zu überleben, denn es gab nicht wenige, die Evgenij lieber heute als morgen tot gesehen hätten.

Evgenij hörte am 6. Januar von Elenas und Alexanders Unglück durch ein Familienmitglied, gerade als er mit seiner Familie das Weihnachtsfest vorbereitete. Auch wenn Weihnachten für ihn ein heiliges Fest war, so organisierte er sich Alexanders Telefonnummer und griff zum Telefon um Alexander zu fragen, unter welchen Bedingungen er bereit wäre für sein Forschungsinstitut zu arbeiten. Alexander hatte schon von Evgenij gehört und wusste, dass schon andere intelligente Wissenschaftler den Weg an diese Universität gefunden hatten, die in Wahrheit jedoch eher Evgenijs privates Institut war. Andererseits wollte er nicht Tausende von Kilometer in die absolute Provinz ziehen, weil er immer noch auf seine Rehabilitation hoffte. Deshalb lehnte er Evgenijs Angebot zuerst einmal kategorisch ab, bis ihm dieser ein so traumhaftes Angebot machte, dass er es, unmöglich abschlagen konnte. Er und seine Frau durften beide in die Forschung gehen, und mussten weder Studenten unterrichten noch irgendwelche Verpflichtungen eingehen, die sonst für Forscher seiner Klasse an jeder Universität normal waren.

Weder Alexander noch Evgenij ahnten damals, dass sie schon in wenigen Jahren Geschichte schreiben würden, wenn auch eine Geschichte, die bis ins Jahr 2007 unbekannt bleiben würde. Alexander war immer noch so tief frustriert über all die unschönen Geschichten seiner Kollegen, die ihn aus der alten Universität geekelt hatten, dass er mit aller Macht seine Theorie über die Regulationssysteme des Menschen erforschen wollte, um es ihnen eines Tages heimzahlen zu können. Während ich diese Zeilen diktiere, fällt mir wieder ein, dass Liebe und Hass die größten Antriebsfedern sind für alles Große, was Menschen hervorgebracht haben.

Zum ersten Mal arbeiteten Elena und Alexander gemeinsam und sie liebten es. Ihre Liebe wurde durch die Arbeit sogar täglich größer und inniger. Übrigens, als ich sie das letzte Mal persönlich in London traf, hätte jeder, der sie nicht kannte, sofort geglaubt, dass sie, trotz ihres Alters gerade frisch verliebt wären, so fürsorglich gingen sie nach so vielen Jahren Ehe immer noch miteinander um. Ich bin ein richtiger Glückspilz, solche Menschen meine Freunde nennen zu dürfen. Die ersten Monate konzentrierten sich beide voll auf die schon vorhandenen Forschungen und stellten ein Team zusammen, das die weltweit gesammelten Forschungen über körperliche, geistige und seelische Regulationstheorien zusammen trug. Alexander verschlang all die Forschungen geradezu und jeden Abend um 16:00 Uhr traf sich eine kleine, aber exklusive Gruppe von 10-12 Forschern, um die vorhandenen Theorien zu diskutieren. Alexander war klar, dass sein kurzes Leben nicht ausreichen würde, um ein so komplexes System wie den Menschen, alleine verstehen zu können. Deshalb bat er Evgenij, dass er ein Team aufstellen dürfte, in dem er auf das Wissen meist junger und engagierter Physiker, Chemiker und Biologen, aber auch Theologen und Astrologen zugreifen konnte. Dieser erlauchte Kreis traf sich also montags bis freitags immer um 16:00 Uhr zu einer Diskussionsrunde; viele hielten es nicht bis Montag aus und zogen es vor, sich am Samstag oder Sonntag erneut zu treffen, anstatt die wenige Freizeit auf einer Datscha mit viel Alkohol und schlechter Musik zu verbringen.

Ungefähr zwei Jahre nachdem Evgenij ihn an seine Universität geholt hatte, stellte Alexander der Gruppe eine neue Theorie vor, die das Leben der gesamten Gruppe, und ich glaube eines Tages der gesamten Welt, ziemlich durcheinander brachte. Wie üblich stellte er zuerst die Hypothese seiner Theorie vor und danach erklärte er, wie er auf diese Idee gekommen war und welche Schlussfolgerungen er daraus zieht.

Die Hypothese

Alexander stellte sich an die Tafel des Raumes und begann verschiedene, in sich greifende, Kreise aufzuzeichnen, die er nur mit einzelnen Buchstaben füllte. Nach wenigen Minuten war die riesengroße Tafel voller Kreise – und Alexander lief zur Hochform auf. Nur 30 Minuten später saßen alle im Kreis staunend da und einige fühlten innig, dass sie gerade anwesend waren, als ein Genie die Welt revolutionierte. Doch der Reihe nach.

Wenige Wochen zuvor waren Elena und Alexander morgens auf dem Weg ins Institut an einem Unfall vorbei gekommen. Ein Autofahrer hatte direkt vor ihnen einen Radfahrer angefahren und Elena übernahm die Erstversorgung des Radfahrers. Seine Verletzungen waren nicht lebensgefährlich, aber er hatte einen ziemlichen Schock und Elena lagerte seine Beine deshalb hoch, bis der Krankenwagen kam. Später diskutierten sie darüber, wie intelligent doch unser Körper ist und bei einem Schock automatisch bestimmte Notfallprogramme ablaufen. Diese Diskussion war der Anstoß für die Arbeitshypothese, die Alexander dann ein paar Wochen später seiner Arbeitsgruppe vorstellte. Alexander hatte die Idee, dass ein Körper nicht nur durch Autofahrer geschockt werden kann, sondern tägliche „Minischocks" ertragen muss. Unter dem Wort Minischocks fasste er zunächst einmal zusammen, was einem Körper so über den Tag verteilt alles zustoßen kann. Beginnend beim Aufstehen (Stopp der Regeneration) über den morgendlichen Kaffee (Magensaftproduktion) bis hin zum täglichen Arbeitsstress (Hormonausschüttungen usw). Am Ende des Tages hatte er eine Liste mit über 300 Minischocks, die einem Menschen über den Tag verteilt zustoßen können und die Zahl 1.000 war schon am nächsten Tag erreicht. Ihm wurde schnell bewusst, dass es eine unendliche Liste werden würde, wenn er sich noch ein paar Tage hinsetzen würde. Deshalb fing er an, die Schocks in Gruppen aufzuteilen. Doch auch dies führte ihn nicht wirklich weiter, weil Menschen viel zu verschieden auf bestimmte Schocksituationen reagieren. Wenn er all dies in seine Kalkulationen einbeziehen würde, dann gäbe es schon mit 1.000 Schocks eine größere Anzahl an Schockreaktionen bei einem Menschen als ein normaler Taschenrechner auf dem Display darstellen konnte.

Doch Alexander ließ sich nicht entmutigen und war sich sicher, dass er einfachere Muster finden würde. Sein Wissen über die Evolution sollte ihn dann schon wenige Tage später zu dem erhofften Durchbruch führen. Während er in seiner Bibliothek nach einem Physiologie-Buch suchte, fiel ihm die Doktorarbeit eines jungen Chinesen in die Hände mit dem Titel: Die Gesetze des Überlebens. Er hatte sie zwar schon einmal überflogen, doch jetzt nahm er sich die Zeit sie analytisch zu lesen, denn sein Gefühl sagte ihm, dass es kein Zufall, sondern nur ein Zeichen sein konnte, dass ihm ausgerechnet jetzt dieses Buch in die Hände fiel.

Schon nach der Hälfte legte er die Arbeit des Chinesen aus Guangzhou beiseite und holte sich seine Liste der Schocks. Sofort begann er Nummern hinter die einzelnen Schocks zu schreiben und hatte selbst nach 10 Minuten immer noch erst 5 Zahlen verbraucht, obwohl er schon über 100 Schocks abgehakt hatte. Die nächsten Tage verbrachte er fast ausschließlich damit, über 1.000 Schocks zu nummerieren und immer noch war er erst bei der Zahl 12 angekommen. Alexander glaubte, dass sich so sein Namensvetter Fleming gefühlt haben müsste, als er 1929 das Penicillin entdeckte.

Doch was war denn jetzt so einmalig, so faszinierend? Alexander teilte alle Schocks in einer Liste danach ein, wie wichtig die Reaktion des Körpers und auch des Geistes auf das Überleben der Art ist, und zwar NUR auf die Art und nicht auf das Überleben des Einzelnen. Zuvor hatte er die Idee, dass die Evolution über Jahrtausende ein System erfunden haben musste, welches sich an der Natur orientierte. Dies war nicht wirklich neu und viele Autoren haben dies schon vor ihm geschrieben. Alle Autoren vor ihm gingen jedoch davon aus, dass alle Reaktionen des Körpers gleichwertig zu betrachten sind, während Alexander davon ausging, dass es Prioritätslisten geben muss und genau diese Prioritäten teilte er in 12 Kategorien ein, je nach Wichtigkeit und ausschließlich nach dem Gesichtspunkt des Überlebens der Art.

Ein weiterer Fehler vieler Forscher vor ihm war außerdem, dass sie immer glaubten, dass ein Körper grundsätzlich überleben möchte. Alexander zeigte jedoch auf, dass es Prioritätslisten in einzelnen Zellgruppen gab, im gesamten Körper und in einer Gruppe von Menschen. Wahrscheinlich sogar im gesamten Universum, aber hier zog er für sich die Grenze seiner Forschungen, weil ihm sofort klar war, dass er mehrere Leben benötigen würde, um den letzten Punkt auch nur annähernd erforschen zu können.

Damit Sie besser verstehen, was so faszinierend an Alexanders Entdeckung war, möchte ich Ihnen an einem kleinen Beispiel zeigen, was an seiner Arbeit so einmalig ist.

Stellen Sie sich einmal eine Frau in folgender Lebenssituation vor: 23-jährige Mutter einer einjährigen Tochter, verheiratet, hat manchmal leichte Depressionen und derzeit einen Hautausschlag. Alexander würde diese Frau aus seiner Sicht der Evolution so sehen: Die Frau ist die Beschützerin ihrer Nachkommen, hat derzeit mit ihrem Mann ein „Energiefeld“ kreiert , indem auf Grund des Alters und der Fruchtbarkeit des Mannes noch weitere Kinder zu erwarten sind, ihre Depressionen haben etwas damit zu tun, dass sie sich (zu viel) Sorgen um das sichere Überleben Ihrer Familie macht und der Hautauschlag stellt nichts anderes dar, als ein Entgiftungsinstrument, um Giftstoffe aus dem Körper zu befördern um die Fruchtbarkeit zu erhalten.

Ohne es wahrzunehmen, laufen bei dieser jungen Mutter verschiedene Regulationskreisläufe ab. Da sind z.B. (was wir heute in der Psychologie eine selektive Wahrnehmung bezeichnen) permanente Schutzmaßnahmen (Kind an der Hand halten, sich um eine gesunde Ernährung kümmern, sich selbst nicht schaden durch Rauchen usw.), die ausschließlich der eigenen Person und der des Kindes gelten, gleichzeitig ist sie ein Teil eines großes Energiefeldes (Familie, Großfamilie inkl. schon toter Familienmitglieder, Gemeinschaft der Stadt und des Landes und eine Erdenbewohnerin). Insgesamt gesehen, laufen bei jedem Menschen unentwegt Hunderte solcher Regulationsprozesse, mehr oder weniger unbewusst, ab. Diese waren natürlich auch schon früher bekannt, doch niemand hatte sich vor Alexander jemals Gedanken darüber gemacht, welche Priorität die Natur jedem einzelnen Ablauf zuteilt bzw. ob es solche Prioritäten denn überhaupt gibt.

Nehmen Sie weiterhin an, die junge Mutter läuft mit ihrer kleinen Tochter im Park spazieren und auf einmal kommt ein aggressiv aussehender Hund auf die beiden zugelaufen. Bei der Mutter verlieren alle bisher ablaufenden Regulationsmaßnahmen sofort die Prioritätsstufe eins und das Regulationssystem der Nebennieren (Adrenalin) in Kombination mit dem Gehirn (was tun jetzt) und den Muskeln (Weglaufen) haben absolut oberste Priorität und erzeugen gemeinsam EIN NEUES SYSTEM NUR FÜR DIESEN MOMENT. Dieser Punkt ist sehr wichtig, denn 12 Prioritäten können unzählige neue Systeme erzeugen.

Der Natur geht es jetzt nicht mehr darum die Ausscheidung von Giftstoffen zu fördern, sondern der Körper produziert jetzt sogar vermehrt Cortisol, was gleichzeitig dafür sorgt, dass die Giftstoffe im Körper bleiben. Doch wenn ein gefährlich aussehender Hund auf einen zukommt, kümmert sich der Körper nicht mehr um all die Dinge, die ihm vorher wichtig waren (Hautausschlag), sondern nur noch darum die Art (Mutter und Tochter) zu erhalten.

Das Beispielt ist jedem von Ihnen in einer ähnlichen Art wahrscheinlich schon bekannt und man muss nicht Medizin studiert haben um es zu verstehen. Alexander teilte jedoch all die Regulationsmechanismen in verschiedene Prioritätsstufen ein und verstand sehr schnell, dass sich all diese Systeme PERMANENT ändern und zwar nur nach einer Regel: Überleben oder nicht. Urplötzlich verstand er die Entstehung aller Krankheiten und wusste gleichzeitig auch, was jeder tun musste um gesund zu bleiben, wieder gesund zu werden UND wie jeder mindestens 150 Jahre oder älter werden konnte. Das Geheimnis lag im Verstehen der verschiedenen evolutionären Regulationssysteme.

Als er diese Hypothese seinen Kollegen in der täglichen Diskussionsrunde vorstellte und in die Runde hinein sagte:

„Und, was haltet ihr davon“ herrschte Sekunden absolute Stille im Raum und alle starrten nur noch auf die vielen Kreise auf der Tafel. Huang war der Erste, der das Schweigen mit einem: “Oh, mein Gott“ durchbrach und danach begann die Gruppe fast gleichzeitig zu applaudieren. Sie alle ahnten, dass gerade etwas Großartiges passiert war, doch wie groß konnte zu jenem Zeitpunkt keiner der Gruppe erahnen, nicht einmal Alexander.

Basierend auf dieser Hypothese und anhand der 12 von Alexander aufgestellten Regulations-Überlebens-Mechanismen, begann das Team in den nächsten Wochen verschiedene Krankheiten zu analysieren, allen voran Krebs, MS und Herzinfarkte. Später einmal erzählte mir Alexander, dass er in seinem ganzen Forscherleben nie seine Arbeit mehr genossen hat, als in diesen Wochen nach der Präsentation. Jeden Tag fanden sie bessere Erklärungen, warum Menschen krank wurden und vor allem, wie man im Grunde genommen jedem helfen kann, und das fast ohne Medikamente zu benutzen. Ihre neuen Erkenntnisse führten sie zu den unterschiedlichsten Themen und täglich fanden sie durch die neue Logik Lösungen auf uralte Fragen.

Bisher gingen auch sie z. B. davon aus, dass Krebs eine Störung des Immunsystems wäre. Gleichzeitig kannten sie aber auch Forschungen aus verschiedenen Ländern, die klar aufzeigten, dass es bei so genannten Spontanremissionen kaum Veränderungen des Blutbildes gab oder dass Menschen mit einem extrem schlechten Immunsystem (Aidskranke oder Empfänger von Organspenden) keine höhere Wahrscheinlichkeit haben, an Krebs zu erkranken, sogar ganz im Gegenteil. Während die restliche Forscherwelt noch über die verschiedenen Möglichkeiten von Immunsteigerungen diskutierten, fanden sie die wirkliche Rolle des Immunsystems heraus und verstanden so natürlich auch sofort, warum es in den meisten Fällen besser ist, das Immunsystem lieber in Ruhe zu lassen. Ihre Haupterkenntnis war, dass hohe oder niedrige Blutwerte leider nur anzeigen, was außerhalb einer Zelle an Materie vorliegt und nicht, was innerhalb einer Zelle passiert. Deshalb können auch niedrige Immunwerte äußerst positiv für die Regulation sein – und nicht nur negativ wie bisher immer angenommen. Spätestens als sie die Logik von ALS (Amyotrophe Lateralsklerose) verstanden, eine Krankheit, die bis dahin weder begriffen wurde, noch dass es dafür eine Therapie gegeben hätte, erkannten sie endlich, dass sie absolut Großartiges entdeckt hatten

Dank modernster Mikroskope, die Evgenij ihnen in Deutschland, Japan und den USA besorgte, kamen sie auch beim Thema Blut auf ganz neue Erkenntnisse. So konnten sie beweisen, dass rote Blutkörperchen sich zu anderen „Blutlebewesen" verändern können und viel, viel mehr Aufgaben vollbringen, als nur Sauerstoff zu transportieren. Ihrer Zeit lange voraus waren sie auch beim Thema Gene. Während andere Staaten noch auf das Genom- Projekt hofften, konnte Alexanders Gruppe beweisen, dass nicht Gene, sondern Membrane der Zellen, und zwar die Außen- wie auch die Innenmembranen, die eigentlichen Gene einer Zelle waren und so das Leben viel mehr steuern als die Gene, die im Grunde genommen nur das tun, was „andere" ihnen beibringen. Allein für diese Forschung hätte die Gruppe den Nobelpreis verdient, doch wie hätten sie der Welt erklären sollen, wie sie auf all diese Erleuchtungen gekommen sind?

Huangs Spezialgebiet waren die Mitochondrien, jene kleinen, Bakterien ähnlichen, Teile in fast allen unseren Zellen, in der angeblich alle unsere Energie in Form von ATP produziert wird. An Huangs Seite arbeite noch Mikhail, dessen Spezialgebiet die Laserforschung war, und als Team waren die beiden einfach unschlagbar. Ihre Forschungen auf dem Gebiet der Lichtquanten und deren Einfluss auf die Energiegewinnung war schon überwältigend, aber als sie herausfanden, dass unser Körper noch andere „Energie erzeugende Systeme" besitzt, war jeder in der Gruppe von dieser Neuigkeit regelrecht erschüttert. Sie brauchten wirklich tagelang, um sich von diesem „Schock" zu erholen, denn ihre Plattform des Wissens über unseren Körper war ganz schön ins Wanken geraten. Bisher waren alle Forscher davon ausgegangen, dass die Phosphatbindungen des ATP (Adenosintriphosphat) unseren Energiehaushalt fast alleine steuern und andere Kinasen, wenn überhaupt, eine untergeordnete Rolle spielen. Huang und Mikhail entwickelten jedoch ein komplett neues System der Energiegewinnung in unserem Körper, mit dem man endlich auch erklären konnte, warum Menschen ohne Nahrung viele Jahre leben können oder Vögel nach Afrika fliegen ohne Nahrung aufzunehmen und ohne ein Gramm Gewicht verlieren zu müssen.

Allein diese Forschungen könnten mehrere Bücher füllen, und es tut mir im Herzen weh, wenn ich mir überlege, welche unsinnigen Konzepte Studenten leider immer noch an den Universitäten lernen müssen, wie z.B. die absolute Wichtigkeit des Zitronensäurezyklus für unseren Energiehaushalt. Wenn ich heute daran denke, dann fällt mir natürlich sofort ein, dass man schon viel früher darauf hätte kommen müssen, dass dies so nicht stimmen kann, denn am Anfang des Zyklus steht ja die Aufnahme von Energie in komprimierter Form, sprich in diesem Beispiel Kohlenhydrate, Fett und Proteine.

Doch gab es nicht schon immer Personen, die über eine lange Zeit keine oder extrem wenig Nahrung zu sich genommen haben? Und was ist mit den Tieren, denken Sie nur einmal an Frösche oder Fische, die sechs Monate bis zu 3 Jahre keine Nahrung zu sich nehmen? Doch was nicht sein darf, wird eben bei Menschen sofort als Lüge oder Wunder dargestellt und bei Tieren findet man Pseudoerklärungen wie Winterschlaf.

So muss man seine lieb gewonnenen Überzeugungen nie ändern, denn nichts ängstigt Menschen mehr, als Neues lernen oder tun zu müssen. Erfinder von Systemen wissen das natürlich und planen diese Ängste in ihre Systeme grundsätzlich ein. Alle Universitäten dieser Welt halten sich an diese Systeme und wir wundern uns, dass sich nichts ändert. Manchmal kann ich es selbst nicht glauben, wie blind ich jahrelang gelebt habe.

Die Praxis

9 Monate nach der Präsentation, und unzähligen Stunden der Einteilung aller bekannter Schocks in die 12 Prioritätsstufen, baten sie Evgenij um eine eigene Station am Klinikum, um ihre Theorie in die Praxis umsetzen zu können. Evgenij war ebenso fasziniert von dem, was ihm da angetragen wurde, obwohl die Gruppe es bewusst vermied ihm alle Details zu erzählen, da allen bewusst war, dass wenn sich ihre Theorie in der Praxis bewahrheiten würde, Evgenij Tag und Nacht nur noch überlegen würde, wie viel Geld er damit verdienen könnte. Es war an einem sonnigen Frühlingstag, genauer gesagt am 15. März, als die ersten Patienten auf die Station 8 kamen, deren Chefärztin Elena war. Den Patienten wurde nur gesagt, dass sie an einer internen klinischen Studie teilnehmen würden und deshalb so viele Fragebögen auszufüllen hätten. Den meisten fiel nicht einmal auf, dass sich die Mitarbeiter der Station bedeutend mehr mit ihren Patienten unterhielten als gewöhnlich, denn sie dachten, dass es eine neue Station wäre, bei der der Mitarbeiterschlüssel einfach größer wäre als auf anderen Stationen.

In Wahrheit jedoch dienten die vielen Fragebögen und Gespräche dazu herauszufinden, WIE jemand in der Vergangenheit auf verschiedene Schocks reagiert hatte, um einen optimalen Therapieplan aufstellen zu können. Am Anfang dauerte dies noch viele Tage und um die Patienten nicht zu sehr zu verunsichern, „behandelte“ man fast alle mit Placebos unterschiedlicher Art, angefangen bei einer Tablette, bis hin zu Infusionen und sogar Operationen. Nach 2 Wochen bekam das Team jedoch schon Unterstützung durch einen Computer, den alle nur Juri nannten. Juri wurde täglich mit einer riesigen Menge an Daten gefüttert und dabei sehr schnell zu einem der wichtigsten Teammitglieder der Station 8. Die Software war so programmiert, dass Juri schon nach der Eingabe von wenigen Daten eine Wahrscheinlichkeit errechnete, was am Schluss der Eingabe wohl für ein Therapieplan herauskommen würde. So zeigte sich sehr schnell, dass es eigentlich gar nicht notwendig war, immer so viele Daten über einen Patienten zu sammeln, sondern oftmals schon Fragebögen mit ein paar hundert Fragen völlig ausreichend waren.

Dies hört sich für einen westlichen Mediziner, der seinem Patienten in der Regel gerade mal 5-10 Fragen stellt, natürlich immer noch extrem viel an, doch für das Team um Elena war die Reduktion auf ein paar hundert Fragen ein enormer Zeit- und Energiegewinn, dcnn manche Patienten hatten keine Lust so viele Fragen konzentriert zu beantworten und wurden in ihren Antworten sehr nachlässig, was sich negativ auf das Ergebnis auswirkte. Doch dann kam der große Durchbruch. Mehr als ein Jahr hatten sie jetzt den exakt gleichen Fragebogen benützt und es stellte sich heraus, dass er einfach perfekt war. Ihre Heilungsquote, selbst bei schwersten Erkrankungen wie Krebs oder MS, belag sich stabil auf über 90 %, und sie waren sich sicher, dass es sogar 99% sein könnten, wenn es ihnen gelingen würde, die Patienten noch öfter dazu zu bringen, ihren Therapieplan auch zuhause konsequent weiterzuführen. Am wichtigsten war dem gesamten Team jedoch, den Beweis für die Richtigkeit von Alexanders Arbeitshypothese erbracht und die Medizin im Gesamten revolutioniert zu haben.

Alexander träumte manchmal davon, wie er zu einer Vorlesung an seine alte Universität eingeladen würde und all die Kollegen ihm applaudierten, die ihn Jahre zuvor hinaus komplimentierten. Auch Evgenij saß ihm im Nacken, denn er sah ja, wie erfolgreich die Patienten auf Station 8 behandelt wurden und witterte zu Recht Milliarden-Gewinne. Doch je mehr Erfolge sie hatten, desto mehr wurde in der Gruppe auch diskutiert, wie sehr ihre Medizin die Welt verändern würde. Das Ergebnis der bisherigen Diskussionen war niederschmetternd, denn sie waren sich alle einig, dass man ihnen entweder nicht glauben würde, kein Staat, auch Väterchen Russland nicht, diese Medizin haben wollte, oder dass sie mit ihrem Leben spielten. Völlig am Boden zerstört waren sie, nachdem Alexander und Elena ihnen berichteten, was Evgenij zu dem Ganzen gesagt hatte.

Bei einem Abendessen, zu dem Evgenij eingeladen hatte, zeigten sie ihm ihre Ergebnisse, und Evgenij war zuerst Feuer und Flamme. Als er jedoch verstand, dass diese traumhaften Ergebnisse nicht durch spezielle Medikamente, sondern durch das Verständnis der Evolution zustande kamen, schüttelte er nur den Kopf und sagte: „Na ja, dann kann ich wenigstens gesund alt werden, trotz Wodka und der katastrophalen Umweltverschmutzung um mich herum.“ Er wusste natürlich aus eigener Erfahrung, dass Regierungen, um Energie beziehen zu können, kein Problem hatten über Leichen zu gehen. Nur sehr geschickte Menschen können in diesem Business alt werden. Deshalb war ihm auch sofort klar, dass man ihn und sein komplettes Team mundtot machen würde, wenn sie die Daten der Station 8 veröffentlichen würden. Kein Land und keine der Top-Pharma-Firmen wäre bereit auf Milliardengewinne zu verzichten oder ihr Gesundheitssystem umzustellen. Wer hier etwas anderes glaubt, ist ein Phantast. Also beschlossen drei Menschen, die den Schlüssel zur Gesundheit für Milliarden von Menschen besitzen, dieses Wissen nicht weiterzugeben, weil sie keine Idee hatten, wie sie dies machen konnten, ohne gleich ermordet zu werden.

Die Aussichtslosigkeit auf einen Nobelpreis oder überhaupt jemals von jemand anderem als den Patienten und Evgenij eine Anerkennung zu erhalten, war für die Gruppe natürlich extrem frustrierend. Man muss sich das nur mal vorstellen. Da hat man die beste Medizin der Welt erfunden, könnte Millionen von Menschen mit Krebs oder koronaren Erkrankungen helfen, den beiden größten Killern dieses Planeten, und darf es nicht, weil geld- und machtgierige Regierungen bzw. Firmen dies nicht wollen. Spätestens dann, wenn es um das Thema Aids ging oder um Kinder, denen man sofort helfen könnte, brachen die Emotionen immer öfter aus ihnen heraus und so war es nur eine Frage der Zeit, bis die Gruppe auseinanderbrach. Eine Gruppe, die über Jahre innig und extrem erfolgreich zusammen gearbeitet hatte.

Niemand nahm es Huang übel, als er eines Tages sagte, dass er nach Shanghai gehen würde, um dort in der Firma eines Verwandten zu arbeiten. Wer sollte es ihm auch krumm nehmen, nachdem er jahrelang fast jedes Wochenende in einer Stadt, die nicht gerade zu den kulturellen Hochburgen auf dieser Welt gehört, durchgearbeitet hatte, um am Ende all das Geschaffene nicht weitergeben zu können. Kein einziges Wort kam über seine Lippen, ob man nicht schon früher darüber hätte nachdenken müssen, was man eines Tages mit den Forschungsergebnissen machen würde. Auch er hatte, genauso wie alle anderen, über Jahre einfach nur konzentriert gearbeitet und sich an den unglaublichen Ergebnissen erfreut

– ohne Gedanken an die Zukunft. Sein Ausstieg stellte dann jedoch den Anfang des Endes der Gruppe dar und dezimierte das Team innerhalb von einem halben Jahr auf nur noch sechs Mitglieder. Die anderen verließen alle nicht nur den Südosten Russlands, sondern ausnahmslos auch das Land. Im Nachhinein halte ich die Geschichte der Gruppe für eine menschliche Tragödie, doch ohne diese würden Sie nie erfahren, dass man Krankheiten radikal anders und erfolgreicher therapieren kann und welche Systeme installiert wurden, um Sie in der Spur zu halten.

Es war Huang, dem ich es verdanke, überhaupt von der Station 8, von Elena und Alexander und von diesen einmaligen Forschungen erfahren zu haben. Huang hielt es nur wenige Monate in Shanghai aus, worüber ich mich nicht wunderte, denn nach jahrelangem Leben in einer relativ ruhigen Stadt, muss einem die Uferstraße Bund in Shanghai wie ein Ameisenhaufen vorkommen, in dessen Mitte man sich täglich aufhält. So kam es, dass er Shanghai relativ schnell mit einem Zai Jian (Auf Wiedersehen) verließ. Über einen kurzen Umweg namens Riga, wo er eine Zeit lang in der Nähe des Schwarzhäupterhauses wohnte und in einem Labor für Plazentaforschung arbeitete, kam er dann in die Nähe von Frankfurt, wo sein Chef aus Riga ihn als Geschäftsführer der deutschen Niederlassung einsetzte. Einer seiner ersten Besuche in Deutschland galt Dr. Heinrich Kranzer, „unserem“ Theologen im Club, der ihn in Shanghai bei einer Konferenz kennengelernt hatte und ihn später als Mitglied des Clubs vorschlug. Im ersten Jahr seiner Mitgliedschaft sprach er kein einziges Wort über seine Arbeit auf Station 8. Doch wenige Monate nachdem er Vollmitglied wurde, bat er um ein Gespräch mit Paul. In diesem Gespräch erzählte Huang dann die Geschichte der Station 8 und bat darum, Alexander und Elena einladen zu dürfen.

Als Alexander dann das erste (und nicht letzte Mal!) in Frankfurt eintraf und sich vorsichtig gemeinsam mit Huang vortastete, was man uns zumuten kann und was nicht, waren wir alle von seiner Person überzeugt. Ein bescheidener und demütig erscheinender Mensch stand da vor uns, der, wenn er von seiner Arbeit erzählte, das bekannte Funkeln in den Augen bekam.

Durch meine eigene Geschichte und mein eigenes Wissen war ich nicht einfach zu beeindrucken und natürlich war auch mir bewusst, dass Symptome Regulationsmechanismen und keine Krankheiten sind. Doch als ich zum ersten Mal Alexanders 12- Punkte- Prioriätsprogramm verstand und es in den nächsten Tagen in die Praxis umsetzte, konnte ich nicht glauben, wie einfach es war. Das Prioriätsprogramm war jedoch nicht nur ein Programm um kranken Menschen zu helfen, denn wenn man es „rückwärts" betrachtete, dann konnte man durch logische Rückschlüsse auch die Geschichte der Menschheit besser verstehen und zumindest im Ansatz sogar die der Tiere.

Je mehr ich mich mit Alexanders 12 Punkten beschäftigte, desto größer wurde mein Drang, all dies der Welt mitzuteilen. Doch leider hatte auch ich keine Idee, wie dies geschehen sollte. Deshalb fragte ich Timothy, ob wir uns treffen könnten, und so verbrachte Timothys Familie gemeinsam mit Jill und mir auf unserer Lieblingsinsel ein paar diskussionsreiche Wochen, die mein Leben deutlich veränderen sollten.

Während unsere Frauen die Vorzüge eines 5-Sterne-Hotels genossen, versuchten Timothy und ich nebenbei unser Handicap bei diesem verrückten Spiel namens Golf zu verbessern. Doch hauptsächlich diskutierten wir stundenlang darüber, wie wir Alexanders Prioriätsprogramm nicht doch auf die eine oder andere Art der Menschheit zugänglich machen könnten. Wir mussten dies auf dem Golfplatz tun, denn unsere Frauen hatten uns „verboten“, während den Mahl- und Ruhezeiten über „Geschäftliches“ zu reden und wer will sich schon auf einer tropischen Insel mit seiner Frau anlegen.

Natürlich war auch Timothy klar, dass wir nicht einfach ein Buch über Alexanders Entdeckungen schreiben konnten oder eine Präsentation für einen Kongress vorbereiten. Deshalb überlegten wir uns verschiedene Wege und am Ende beschlossen wir, dass die einzige Chance war, die weltweit größer werdende Gemeinde der „Seher“ zu unterstützen und zu vergrößern.

Was bedeutet das? Es ist unübersehbar, dass seit nunmehr 30 Jahren in allen Ländern mehr und mehr Menschen verstehen, in welchen Systemen wir leben und unser Club ist sicherlich nicht der einzige weltweit. Auch die immer größer werdende Schar der esoterischen Bewegung sehe ich als positiv an, auch wenn es dort leider wenig Seher und stattdessen viel mehr Suchende gibt. Sie sind aber trotzdem wichtig, weil die esoterische Bewegung zu einem immer besser werdenden energetischen Feld auf diesem Planeten beiträgt. Denn nur in diesem Feld ist es möglich, dass sich immer mehr Menschen zu Sehern entwickeln und dadurch ganze Systeme stoppen können. Im Medizinsystem hoffen wir, dass eines Tages ca. 1 Prozent aller Kranken verstehen, dass Symptome keine Krankheiten sind, sondern Regulationssysteme der Evolution. Dadurch wäre die Lawine unaufhaltsam losgetreten, ähnlich wie in der DDR. Das Vielversprechende daran ist, dass zu diesem einen Prozent keine führenden Kräfte wie Ärzte oder

Heilpraktiker gehören müssen, denn es reicht schon vollkommen aus, wenn Patienten zu Sehern werden, denn Ärzte können Sehern keine Symptome unterdrückenden Medikamente mehr verordnen. Dadurch würden Ärzte gezwungen werden sich an ihre Patienten (oder besser ausgedrückt, an die Natur) anzupassen und nicht umgekehrt, wie es heute ist. Natürlich ist dies ein längerer Weg für die Menschheit, als wenn wir das Prioriätsprogramm veröffentlichen würden. Doch dafür ist es ein gangbarer und sicherer Weg und niemand kann ihn durch neue Systeme einfach stoppen, denn wenn man einmal Seher ist, bleibt man dies ein Leben lang.

Mit Hilfe dieses Buches können auch Sie, wenn Sie es wollen, zum Seher werden. Ein paar Systeme habe ich Ihnen zumindest ansatzweise erklärt, sodass Sie diese zukünftig erkennen und vermeiden können. Doch um ein richtiger Seher zu werden müssen Sie intensiv an sich arbeiten. Nur wenn Sie das, was Sie sehen auch leben, können Sie ein wirklicher Seher werden. Es ist ähnlich wie mit gesunder Ernährung. Es reicht nicht zu wissen, dass Hamburger und Gummibärchen nicht besonders gesund sind, man muss sie auch vermeiden. Und es reicht auch nicht zu wissen, dass Krankheiten evolutionsbedingte nutzvolle Symptome sind, wenn man sich dann beim ersten Symptom überlegt, ob man nicht doch ein Medikament einnehmen soll, welches das Symptom unterdrückt oder anderweitig beeinflusst. Der Weg ist das Ziel und das gilt nirgends mehr, als auf dem Weg ein Seher zu werden.

Um Ihnen wenigstens in Bezug auf Ihre Gesundheit etwas detaillierter helfen zu können, möchte ich Ihnen ein paar Prinzipien mit auf den Weg geben. Diese Prinzipien haben nichts mit den Prioritätsstufen von Alexander zu tun, sie können Ihnen aber trotzdem helfen, Krankheiten deutlich besser zu verstehen. Wenn Sie die Prinzipien auf der nächsten Seite verinnerlicht haben, dann haben Sie die große Chance wieder gesund zu werden oder gesund zu bleiben, bis ins hohe Alter.

Denken Sie über die nachstehenden Punkte einmal etwas genauer nach. Sie nur zu lesen reicht nicht aus! Erst wenn Sie diese in Ihr tägliches Leben integrieren, werden sie Ihnen zu einem Lebensglück verhelfen, wie Sie es heute noch für absolut unmöglich halten. Das verspreche ich Ihnen!

Ausschnitt aus den Evolutionsprinzipien

1. Alles hat einen Sinn. Die Evolution erlaubt keine Fehler. Auch so genannte Mutationen sind gewollt.

2. Das Überleben der Art ist das Ziel der Evolution, dem sich alles unterordnet (Anmerkung: Es steht hier: der Art – und nicht des Einzelnen, so hart dies auch sein mag).

3. Es gibt keine Krankheiten, sondern nur Regulationen.

4. Um das Überleben zu sichern, schaltet der Körper manchmal vorübergehend „sich selbst schädigende Regulationen“ ein (Cortisolproduktion, Tumore usw.). Diese müssen immer zuerst analysiert werden, denn ohne deren Verstehen sind Heilungen nicht möglich.

5. Unterbrechen Sie niemals regulative Systeme, so unangenehm auch die Symptome sind.

6. Verschiedene Prioritätsstufen müssen NACHEINANDER abgearbeitet werden, d.h. dass man zuerst das Überleben sichert und Schädigungen bewusst in Kauf nimmt. Danach werden „die Wunden geleckt“, wie nach einem Revierkampf unter Tieren.

7. Schocks (bitte nicht mit Konflikten wie z. B. in der Neuen Medizin verwechseln!) gehören zu unserem täglichen Leben und sind Teil unserer Entwicklung, in dem Sinne, dass die Evolution täglich ausprobiert „wie weit sie gehen kann".

8. Unsere Gedanken sind Teil eines viel größeren „Feldes". Je schwächer unser eigenes Feld ist, desto mehr Hilfe benötigen wir von anderen Feldern. Ähnlich wie ein verwundeter Krieger in der Schlacht.

9. Prioritätsstufen wechseln sich permanent ab. Was heute wichtig ist, kann morgen auf Stufe 12 stehen. Dies bedeutet, dass auch unsere Prioritäten sich täglich ändern dürfen.

10. Alles Nichtmaterielle, das während unseres Daseins logischerweise an unseren Körper gebunden ist, kreiert nicht nur Felder, sondern auch Materie. Passen Sie also auf jeden Gedanken und jedes Gefühl auf!

Zum Abschied

Ich hatte schon lange mit dem Gedanken gespielt, irgendwann ein paar Jahre nach Asien zu ziehen und so kam das Angebot, das mir Timothy machte, nämlich in seiner asiatischen Stiftung mitzuarbeiten, zum richtigen Zeitpunkt. Bis heute habe ich diesen Schritt nicht bereut und Jill und ich sind sehr glücklich, etwas für das Wohl von Kindern tun zu können.

Uns war leider nie das Glück eigener Kinder vergönnt, doch wenn uns heute gleich eine Handvoll Kinder Zumu (Oma) und Zufu (Opa) nennen, dann ist das ein unbeschreibliches Glück und hilft mir etwas darüber hinweg, dass ich nicht mehr offizielles Mitglied des Clubs sein kann.

Ich habe dieses Buch geschrieben, weil ich daran glaube, dass es jetzt Zeit für große Änderungen ist. Gerade hat hier in Hongkong das Jahr des Schweines und dies unter dem Einfluss des Elements Feuer, begonnen, was in dieser Konstellation nur alle 60 Jahre vorkommt. Werte wie Harmonie, Freundschaft und Familie rücken in den Vordergrund, während Macht und Status nach hinten geschoben werden.

Wenn Sie durch meine wenigen Worte verstanden haben, dass wir das Zeitalter der Änderungen gemeinsam erleben können, dann hat es sich für mich und für Sie gelohnt, ihre kostbare Lebenszeit für das Lesen dieses Buches zu opfern. Ich verschließe meine Augen heute nicht mehr vor irgend einem existierenden System, lebe täglich mit ihnen und erschaffe mir jeden Tag aufs Neue meine kleine Lebensinsel, die mir erlaubt, ein sehr glückliches und erfülltes Leben zu führen.

Natürlich ist mir bewusst, dass ich bis ans Ende meines Lebens inkognito leben muss, da es viel zu viele John Waynes auf dieser Erde gibt. Ich hoffe nur von ganzem Herzen, dass sich dieser Aufwand lohnt und Sie, genauso wie ich, wenigstens einen kleinen Teil dazu beitragen, dass diese Welt eine bessere Welt wird. Was zu tun ist, wissen Sie ab heute.

Ihr Peter Yoda

Nachwort des Verlags

Das Internet bietet heutzutage leider vielen kranken Querulanten die Möglichkeit Minderwertigkeitskomplexe auszuleben. Sollten Sie also irgendwo lesen, wer denn jetzt Prof. Yoda ist oder in welchem Land er angeblich lebt, dann fragen Sie doch bitte denjenigen, woher er das weiß. Dann werden Sie schnell erkennen, in welchem kaputten System derjenige lebt bzw. für welches System er arbeitet.

Wir können zwar verstehen, dass viele Menschen erfahren möchten, wer Prof. Peter Yoda ist und vor allem, wie einem geholfen werden kann, wenn man schwer krank ist. Bitte haben Sie jedoch Verständnis dafür, dass wir GRUNDSÄTZLICH keine Nachrichten an den Autor weiterleiten oder irgendeine inhaltliche Frage beantworten können. Die Aufgabe des Buches sieht der Autor als einen Beitrag zur Weiterentwicklung der Menschheit im Gesamten und nicht zur Bewältigung von Einzelschicksalen an.

Warum dies so ist und dass die Evolution bzw. Natur Einzelschicksale nicht berücksichtigt, hat der Autor in diesem Buch, wie wir finden, ausdrucksvoll beschrieben. Wir haben uns lange überlegt, ob wir das Buch selbst in dieser stark verkürzten Version veröfffentlichen sollen. Wir sind jedoch der Meinung, dass Prof. Yoda einen großen Beitrag leisten kann, damit wir, und vor allem unsere Kinder, eines Tages in einer friedvolleren Welt leben können. Helfen auch Sie mit und geben Sie das Buch weiter, damit möglichst viele Menschen zukünftig Systeme erkennen.

Ihr Sensei Verlag

SENSEI Verlag – wir sorgen uns um Ihre Gesundheit

DER BESTSELLER
der onkologischen Medizin!
Über 100.000 verkaufte Exemplare!

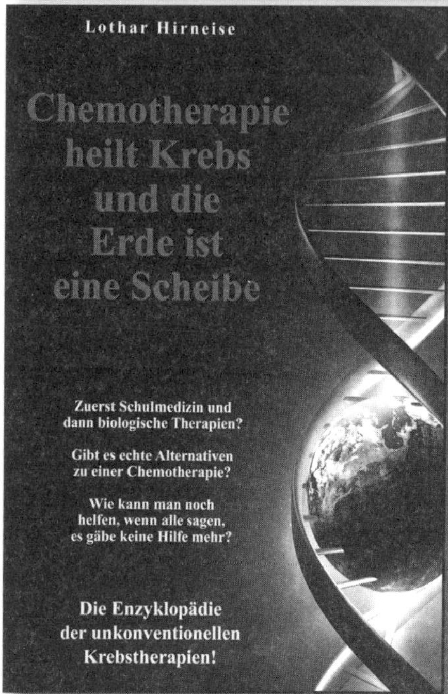

„Zukünftig wird es nur noch zwei Gruppen von Krebskranken geben. Solche, die dieses Buch gelesen haben – und die Nichtwissenden."

Seit vielen Jahren bereist Lothar Hirneise die ganze Welt auf der Suche nach den erfolgreichsten Krebstherapien und klärt Menschen darüber auf, dass es mehr als Chemotherapie und Bestrahlung gibt. Neben der Beschreibung von über 100 Krebstherapien und Substanzen zur Behandlung von Krebs, klärt der Autor auch darüber auf, welche Krebstherapien bei welchen Krebsarten in der Schulmedizin angewandt werden und was man als Patient unbedingt wissen muss, bevor man sich solchen Therapien unterzieht.

Erstmals wird auch das 3E-Programm beschrieben, das auf der Auswertung der Krankengeschichten von Tausenden von Menschen beruht, die Krebs in einem sehr späten Stadium überlebt haben. Erfahren Sie, warum so viele Menschen an Krebs sterben müssen und andere nicht. Das Buch liefert eine unglaubliche Menge an Informationen und hilft dem Krebskranken durch aktive Übungen des 3E-Programmes, seinen eigenen Weg zu finden, um Krebs zu heilen.

Hardcover. Großformat, Über 880! Seiten nur € 44,90.

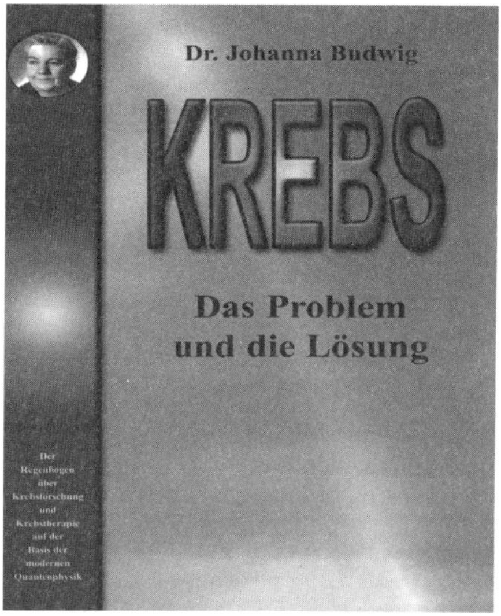

Die mehrfach für den Medizin-Nobelpreis vorgeschlagene Dr. Johanna Budwig erzählt in diesem Buch, warum sich selbst überzeugte Schulmediziner an sie wenden, wenn die Diagnose Krebs heißt oder wenn Chemotherapien und Bestrahlungen versagt haben.

Über 50 % ihrer Patienten waren Ärzte und deren Angehörige. Ihre Patienten reisten aus der ganzen Welt nach Deutschland, um sich von der außergewöhnlichen Physikerin, Chemikerin und Pharmakologin Rat zu holen, wenn es um so etwas Ernstes wie Krebs geht. Lernen auch Sie in diesem Buch, warum lichtreiche Nahrung, Elektronenwolken, Dipolaritäten, Enzyme und vor allem ungesättigte Fettsäuren darüber bestimmen, ob Menschen an Krebs sterben müssen oder nicht. Sollten Sie noch einen Beweis benötigen, dass es sehr wohl Ernährungstherapien gibt – hier ist er! In diesem Buch wird die komplette Theorie der ÖEK erklärt.

*DIN A5. 140 Seiten nur € 15,30 * 978-3-932576-63-8*